ひざ痛

―変形性膝《ひざ》関節症―

自力でよくなる！

ひざの名医が教える

最新 1分体操大全

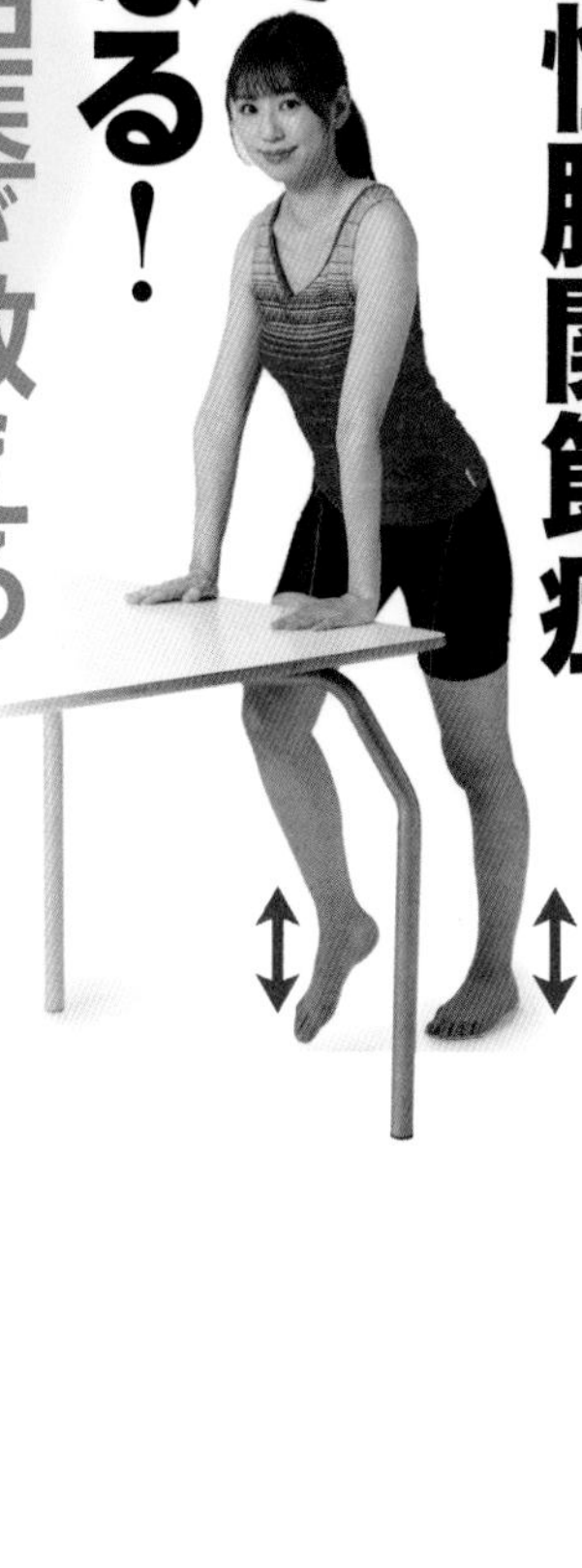

文響社

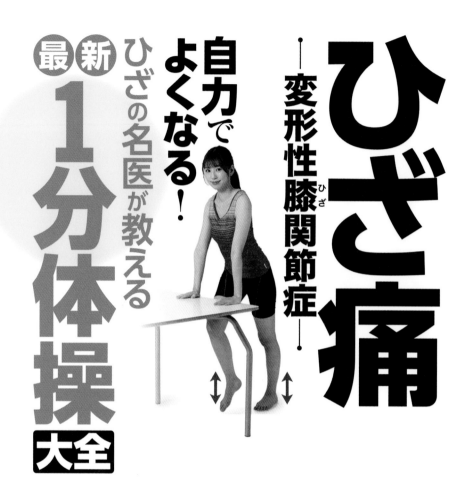

はじめに

本書を手に取ったみなさんは、ひざ痛（変形性膝《ひざ》関節症）がなかなか改善せず、痛みや腫《は》れ、歩行困難などのつらい症状に悩まされていることでしょう。

そんなひざ痛の患者さんは、病院に行くと、しばしば、まず「なるべく安静にしてください」といわれます。確かに、初期で痛みの強いときには、一時的な安静がすすめられます。しかし、いつまでも安静にばかりしていると、ひざ関節を支える骨や軟骨、筋肉や靱帯《じんたい》（骨と骨をつなぐ丈夫な線維組織）が衰え、ひざ痛が慢性化してしまいます。こうして、**「痛いから動かない」→「足腰が衰える」→「軟骨のすり減りが進む」→「痛みが慢性化する」という悪循環に陥ってしまうのです。**

私は、ひざが痛い患者さんに対して「安静に」といったことはありません。その代わりに、**「痛くない範囲でひざを動かすようにしてください」「痛くない範囲で、できるだけ歩いてください」**といいます。

もちろん、痛いひざを動かすには工夫が必要です。それらの工夫が「運動療法」なのです。

本書では、変形性膝関節症などのひざ痛、とりわけ運動療法に精通する先見的な医師たちが、1回1分程度でできる運動療法について、誰でも簡単に覚えて実践できるように、**それぞれの体操のやり方やポイント、効果などについて、くわしく、そしてわかりやすく解説**してくれています。どれも実際の臨床現場で治療に役立てられ、世界的に効果も実証されているものばかりです。

また、本書では、それぞれの1分体操のやり方を、写真を使った図解でくわしく紹介しています。どれも簡単で、寝たまま、座ったまま、すぐにできるものばかりです。自分の生活習慣に組み込みやすい体操を見つけたら、ぜひとも継続して行ってください。

自宅で行うひざ痛の運動療法は、いつでも、何度でも、好きなときにできる優れた方法です。当然、副作用もないので、病院の治療に匹敵するどころか、それ以上の効果が期待できるものです。

本書で紹介している1分体操を試してみて、運動療法こそがひざ痛を根治に導く最高の治療法であることを実感してもらえれば、これに勝る喜びはありません。

順天堂大学医学部 整形外科学特任教授　黒澤　尚

目次

序章

ひざがズキズキ痛んで歩けない！
腫れている！
水がたまっている！
あなたのひざに今
起こっていること教えます

順天堂大学医学部
整形外科学特任教授
黒澤　尚

ひざ痛の原因の9割以上は軟骨がすり減って起こる「変形性膝関節症」で患者数3000万人超の国民病

近年、ひざ痛の患者さんが急増しています。2005年に東京大学医学部の研究グループが行った疫学調査によると、日本における中高年のひざ痛の患者数は約2400万人と推測されるそうです。その後も患者さんの数は増加しつづけており、現在では、ひざ痛の患者さんとその予備群は、約3000万人にも上ると推測されています。

そして、ひざ痛を訴える患者さんの実に**9割以上が**、**変形性膝《ひざ》関節症**が原因と考えられています。

変形性膝関節症は、長年のひざへの負荷により、ひざの軟骨がすり減って炎症が起き、そして関節が変形してしまう病気です。日々の生活や労働、運動により、ひざには大きな負荷がかかっています。歩くときには、**体重の5倍以上もの負荷**がかかることがわかっていますが、この負荷を受けつづけることで、ひざ関節の軟骨はすり減り、炎症を起こしてしまうのです。

ひざ関節は、大腿《だいたい》骨（太ももの骨）と脛《けい》骨（すねの骨）の末端が接合する部分で、その間には、クッションのような役割をしている関節軟骨や半月板という軟骨組織があります。この関節軟骨や半月板が、年齢を重ねることで徐々にすり減り、それによって削れた摩《ま》耗《もう》粉が関節包《ほう》の内側の滑膜を刺激します。すると、この摩耗粉は異物と見なされ、免疫反応が起こります。その結果、滑膜の細胞から「炎症性サイトカイン」という、生理活性物質（体の働きを調整する役割のある物質）の一種が分泌《ぶんぴつ》されます。

ひざ関節の構造

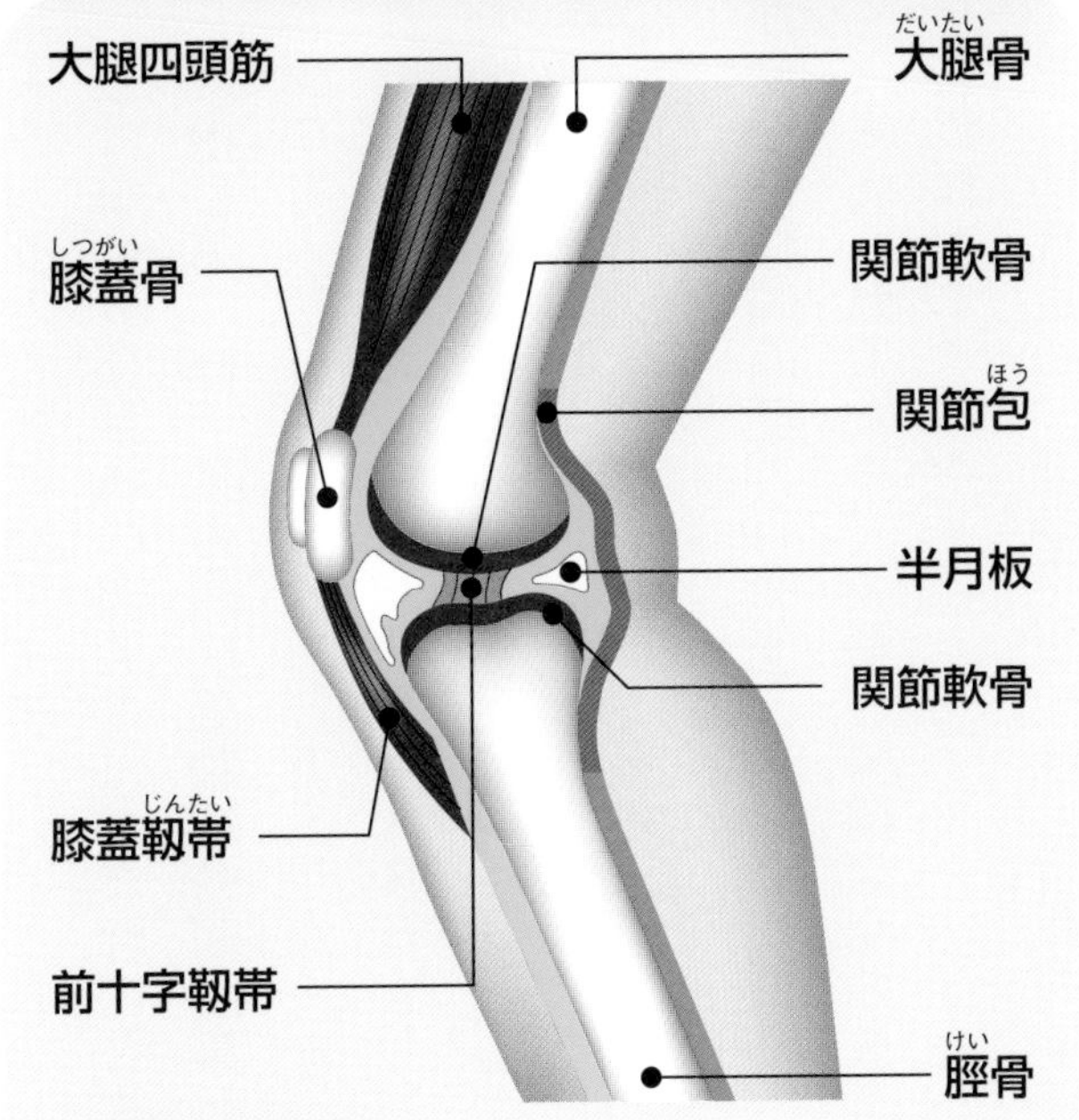
大腿四頭筋
大腿《だいたい》骨
膝蓋《しつがい》骨
関節軟骨
関節包《ほう》
半月板
関節軟骨
膝蓋靭帯《じんたい》
前十字靭帯
脛《けい》骨

※側面から見た図

炎症性サイトカインは本来、細菌やウイルスが体に侵入したさい、それら異物を撃退して体を守る重要な働きをする物質なのですが、摩耗粉を異物と認識してしまうことで炎症が起こり、痛みが現れることになります。

ではなぜ、ひざ痛の患者さんがこれほどまで増えたのでしょうか。

理由の第一は、**本格的な高齢社会が到来**したことです。２０１９年におけるわが国の総人口は前年よりも26万人少なくなっているにもかかわらず、65歳以上の高齢者は32万人も増加し、３５８８万人と過去最高となっています。日本人の平均寿命も、男性81・25歳、女性87・32歳（２０１９年）と年々長生きになっており、高齢者の人口は、これからもますます増加していくものと思われます。

変形性膝関節症は高齢者ほど発症しやすく、日本では、**60歳以上の人の約6割が変形性膝関節症**というデータもあります。高齢者が増加する傾向はまだ当分続くと考えられるため、変形性膝関節症の患者さんは、今後もますます増えるものと思われます。

第二の理由は、**運動不足**です。現代社会では自動車や電車など便利な交通機関が発達し、さらにはエレベーターやエスカレーターといった移動がらくになる設備が普及しています。その結果、歩いたり階段を上り下りしたりする機会が減り、現代人はあまり体を動かさなくなってしまいました。また、高齢になると家に引きこもりがちになり、さらに運動不足になってしまいます。

変形性膝関節症

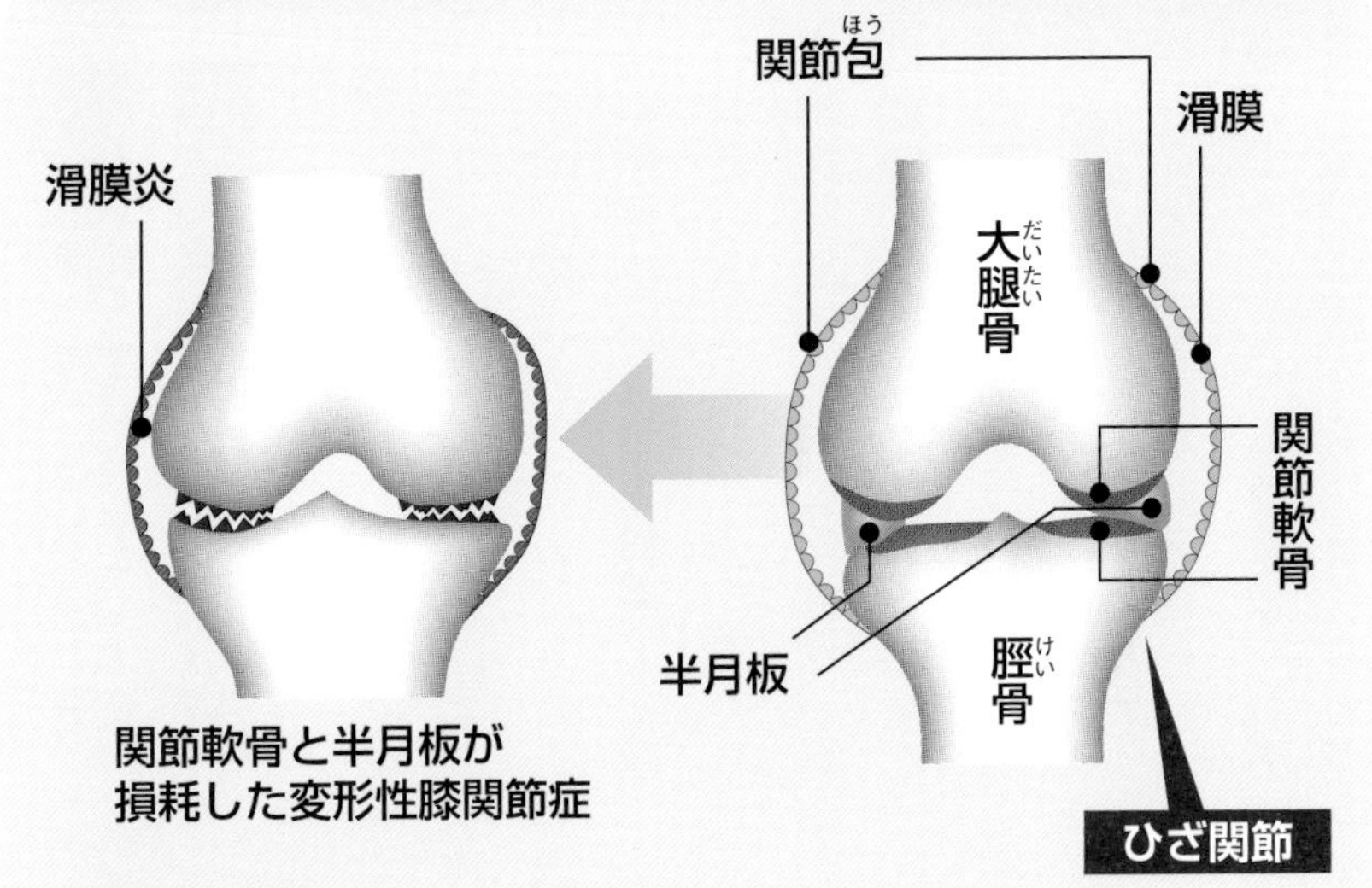
関節包《ほう》
滑膜
滑膜炎
大腿骨《だいたい》
関節軟骨
半月板
脛骨《けい》
関節軟骨と半月板が
損耗した変形性膝関節症
ひざ関節
※正面から見た図

ひざ関節を支える骨や軟骨、筋肉や靱帯《じんたい》（骨と骨をつなぐ丈夫な線維組織）は、日ごろから体を動かすことで**適度な刺激を与えていないと、少しずつ衰えていきます。**現代人にとって、意識して運動をし、適度な刺激を筋肉や軟骨などに与えてひざ関節の健康を維持することは、とても重要です。

第三の理由は**肥満**です。運動不足は肥満を招いてしまいます。体重が増えると、立ったり歩いたりするだけでひざ関節に大きな負荷がかかってしまい、軟骨や半月板を傷めやすくなります。ひざ痛を予防するためには、**ふだんから適度な運動をして、適正体重を維持する**ことが重要です。

あなたを悩ませるひざ痛は今軽症？　それとも重症？
変形性膝関節症の進行度と症状一覧

変形性膝《ひざ》関節症は、ある日突然発症するわけではありません。日々の生活の中で、少しずつ長い年月をかけてひざ軟骨や半月板が損耗《そんもう》し、ゆっくりと進行していきます。症状の進み方は人により異なりますが、多くの場合、数年から数十年と長い年月をかけて、**軽症（初期）→中等症（中期）→重症（末期）**の順に変化・進行していきます。

変形性膝関節症のごく初期、軽症の段階では、患者さん自身で感じられるような自覚症状はほとんどありません。しかし、もう少し症状が進行し、レントゲン検査で軟骨のすり減りが確認できる程度の段階になると、徐々にですがひざ痛を感じるようになります。立ったり歩いたりするときの動作の開始時に、ひざにこわばりのような違和感や鈍い痛みが生じることがあるものの、立ち上がったり、歩き出したりしてしまえば、痛みが消失するというケースが多いようです。この段階では、関節のすり減りはまだ少なく、ひざ関節の変形は軽度です。とはいえ、

変形性膝関節症の進行度と症状

軽症（初期）

軟骨のすり減りが少なく、ひざ関節の変形は軽度。

症状▼
ひざのこわばりや違和感、ときどき強い痛みを感じる。実は、この初期に最も強い痛みが起こりやすい。

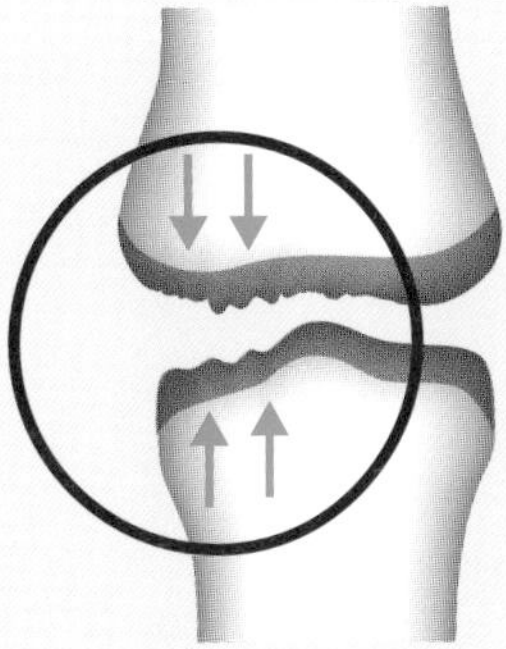

中等症（中期）

軟骨のすり減りが進み、ひざ関節の変形が強まる。

症状▼
ひざの曲げ伸ばし、階段の上り下りがつらい。ひざが慢性的に痛むが、初期に比べると痛みは軽くなる。

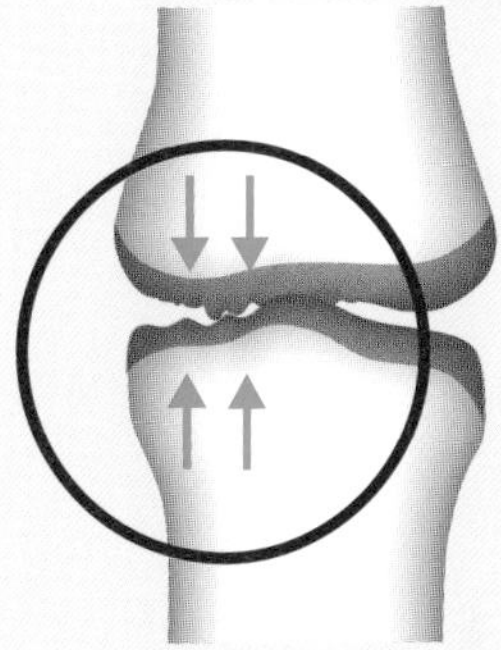

重症（末期）

軟骨がほとんどすり減り、骨と骨が直接ぶつかるようになる。

症状▼
立つ・座る・歩くがまともにできず、生活に支障が出る。痛みはかなり強いが、全く痛みが出なくなる人もいる。

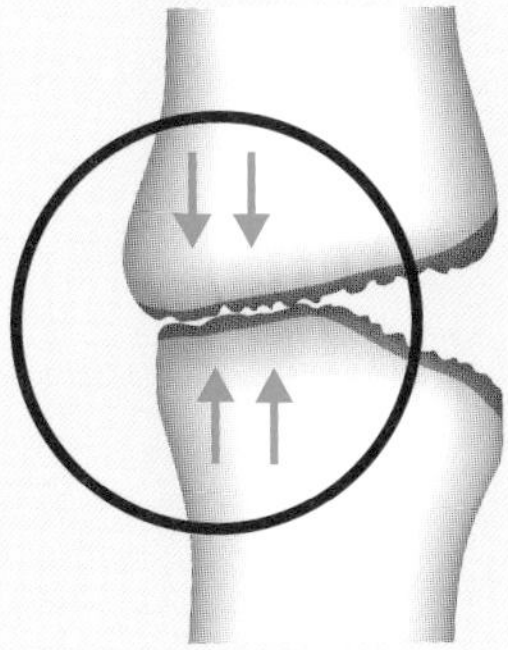

すり減った軟骨の摩耗粉《まもう》に対する炎症反応が起こり、多くの場合、ひざ関節に滑膜炎が発生します。そのため、軽症の時期に、強い痛みや腫《は》れが現れるケースもあります。

中等症（中期）では、軟骨のすり減りが進み、ひざ関節の変形が始まります。ひざ関節の縁に骨棘《こつきょく》（骨のトゲ）が形成され、ひざを使う動作のときに常に痛みが現れるようになります。そのため、長時間歩けなくなったり、階段の上り下り（特に下りる動作）のさいにひざが強く痛んだりします。

また、ひざ関節のまわりの靱帯《じんたい》（骨と骨をつなぐ丈夫な線維組織）や筋肉が硬くなることでひざの可動域（動かせる範囲）が制限され、ひざの曲げ伸ばしがしにくくなるのも中等症の症状の特徴です。

重症（末期）になると、ひざ軟骨や半月板の大半がすり減り、骨と骨が直接ぶつかるようになります。立つ・座る・歩くといった動作がスムーズにできなくなり、生活に大きな支障が増えてきます。動いているときばかりか、安静にしていてもひざが痛むようになります。とはいえ、強い痛みを訴える人がいるいっぽうで、滑膜炎が治まって腫れや痛みが軽くなる人がいるなど、患者さんにより症状は大きく異なります。

ひざ痛悪化の原因

肥満	運動不足

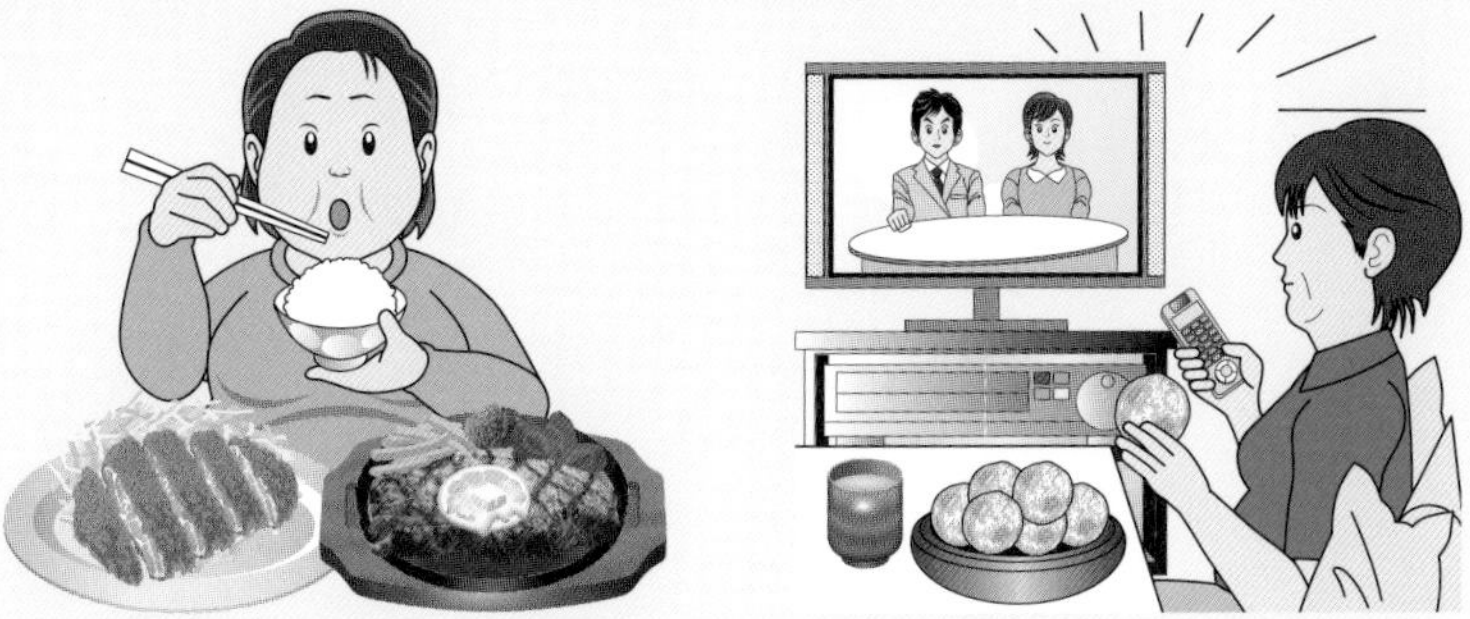

体重が増えると、立ったり歩いたりするだけで、ひざ関節に大きな負荷がかかる。
デスクワークばかりの人や、家で座りっぱなしの人は、ひざ関節を支える筋肉や靱帯が鍛えられていないため、ひざ関節が衰える。

こうした**変形性膝関節症の症状の変化・進行には、肥満や運動不足による筋力の衰えが大きく影響**しています。デスクワークばかりの人や、家で座りっぱなしの人は、ひざ関節を支える筋肉や靱帯が鍛えられないため、確実にひざ関節は衰えていきます。太っていたり運動不足だったりすると、変形性膝関節症は悪化します。そうならないためにも、ひざに痛みや違和感を覚えたら、早い段階で整形外科を受診するようにしてください。

この症状は本当に変形性膝関節症？　手術は必要？
ひざ痛を感じたら疑うべき病名とベスト対策リスト

ひざ痛の原因として最も多いのは変形性膝《ひざ》関節症ですが、本当に変形性膝関節症かどうかは、専門家の診察を受けない限りわかりません。ひざ痛が現れた場合は、まずは整形外科を受診し、診察・検査を受けるようにしてください。

●半月板損傷　転倒や打撲などで、ひざにある半月板という軟骨組織に亀裂が入ったり切れたりすることで、ひざ痛が現れたりひざの曲げ伸ばしが困難になったりする病気です。安静のうえ、温熱療法やテーピングなどの保存療法を行うほか、局所麻酔薬や抗炎症薬などで痛みを和らげることもあります。

●靱帯《じんたい》損傷・靱帯断裂　ひざ関節の内外を支える側副靱帯（靱帯は骨と骨をつなぐ丈夫な線維組織）や、前後を支える十字靱帯が損傷したり断裂したりすることで、可動域（動かせる範囲）の制限や痛み、血腫《けつしゅ》（血液がたまっている状態）が生じる病気です。側副靱帯の損傷では装具の着用やリハビリで回復が期待できますが、十字靱帯の損傷は手術を選択するケースが多くなります。

ひざ痛を引き起こす主な病気（外傷あり）

病名	症状	対策
半月板損傷	ひざの痛みのほか、ひざの曲げ伸ばしのさいに引っかかるような感覚が現れる。	安静のうえ、温熱療法やテーピング、局所麻酔薬や抗炎症薬の注射を行う。
靱帯損傷	ひざの痛みや可動域制限が見られ、関節内に血液がたまる例も多く見られる。	装具の着用やリハビリを行う。十字靱帯損傷の場合は手術が行われることも多い。
骨折	「膝蓋骨骨折」「大腿骨骨折」「脛骨骨折」など。出血と腫れを伴う。	ギプスや添え木で患部を固定する。骨の損傷が著しい場合は手術を行う。

●関節リウマチ　免疫力（病気と闘う力）が自分の体の一部を異物・外敵と見なして攻撃してしまい、ひざをはじめとする全身の関節に炎症が起きてしまう多発関節炎です。運動療法やアイシング、薬物療法を行います。

●大腿《だいたい》骨顆《か》部骨壊死《えし》　大腿骨内側のひざ側の末端（大腿骨顆部）が壊死（死滅すること）する原因不明の病気で、多くは変形性膝関節症の経過途中で発症します。保存療法が有効ですが、重症の場合は人工膝関節置換術を行うこともあります。

●痛風・偽痛風　痛風は、食べすぎや運動不足によって血液中の尿酸（プリン体が分解されて生じる物質）が過剰になり、関節で結晶化して痛みを引き起こす病気

ひざ痛を引き起こす主な病気（外傷なし）

病名	症状	対策
関節リウマチ	全身の関節が左右対称に腫れて痛む。通常は両手の手や足の指の関節から発症。	運動療法やアイシング、薬物療法を行う。病変が進むと手術をすることもある。
大腿骨顆部骨壊死	歩行時に急にひざの激痛が起こり、夜間に痛みが強くなるのが特徴。	変形性膝関節症と同様の保存療法が有効。手術を行うケースもある。
痛風・偽痛風	関節に急激な疼痛発作を起こす。痛風は男性に多いが、偽痛風患者の性差はない。	痛みを抑える薬物療法を行う。痛風の場合は尿酸値を下げる薬も服用する。
化膿性関節炎	細菌が関節内に入り込み軟骨や骨を破壊してしまう。	抗生物質の投与や関節内の洗浄を行う。痛みなどの後遺症が残ることもある。

です。一方、偽痛風は、ピロリン酸カルシウムの結晶がひざなどの足の関節に沈着し、はがれ落ちることで炎症が起こる病気で、原因は不明。痛風の治療は、薬物療法と生活習慣の見直し。偽痛風は痛みを抑える薬物療法が中心です。

●化膿性関節炎　細菌（主に黄色ブドウ球菌）が関節内に入り込み、軟骨や骨を破壊してしまう病気です。**多くの場合、ひざに頻回に注射療法を続けた場合に起こります。**治療法としては、抗生物質の投与、関節内の洗浄などを行います。

国際学会でも推奨！
ひざ痛を自力で克服する最新運動療法ガイド

第1章

ひざ痛の99％は
手術せずとも
自分で改善できる！
自分で動かす運動療法こそ
最新で世界基準の治し方

順天堂大学医学部
整形外科学特任教授
黒澤　尚

「ひざ痛は安静にしていれば治まる」は誤りで、軟骨のすり減りが早く進み痛みが強まる悪循環を招くだけ

私は、今から40年以上前に、運動療法の有効性を提唱し、ひざ痛治療の常識を大きく覆しました。

それ以前は、ひざ痛の患者さんには「安静」がすすめられていました。鎮痛薬で痛みを和らげ、ひざに負担をかけないように安静にして、自然の回復力にまかせ、治癒《ちゆ》するのを待っていたのです。

しかし、安静にばかりしているとひざ周辺の筋肉や靱帯《じんたい》（骨と骨をつなぐ丈夫な線維組織）などがどんどん衰えていきます（廃用性症候群という）。ひざを支えている筋肉や靱帯が衰えると、軟骨への負荷が余分にかかるようになり、摩耗《まもう》がますます進んでしまいます。

さらに、安静に加えて鎮痛薬を使えばひざ痛は治まりますが、そこでひざを以前と同じように使ってしまえば、ひざを支える筋肉や靱帯が衰えているので、しばらくすると、またひざ痛が発症してしまいます。**従来の治療法では、こうした**

ひざ痛の悪循環

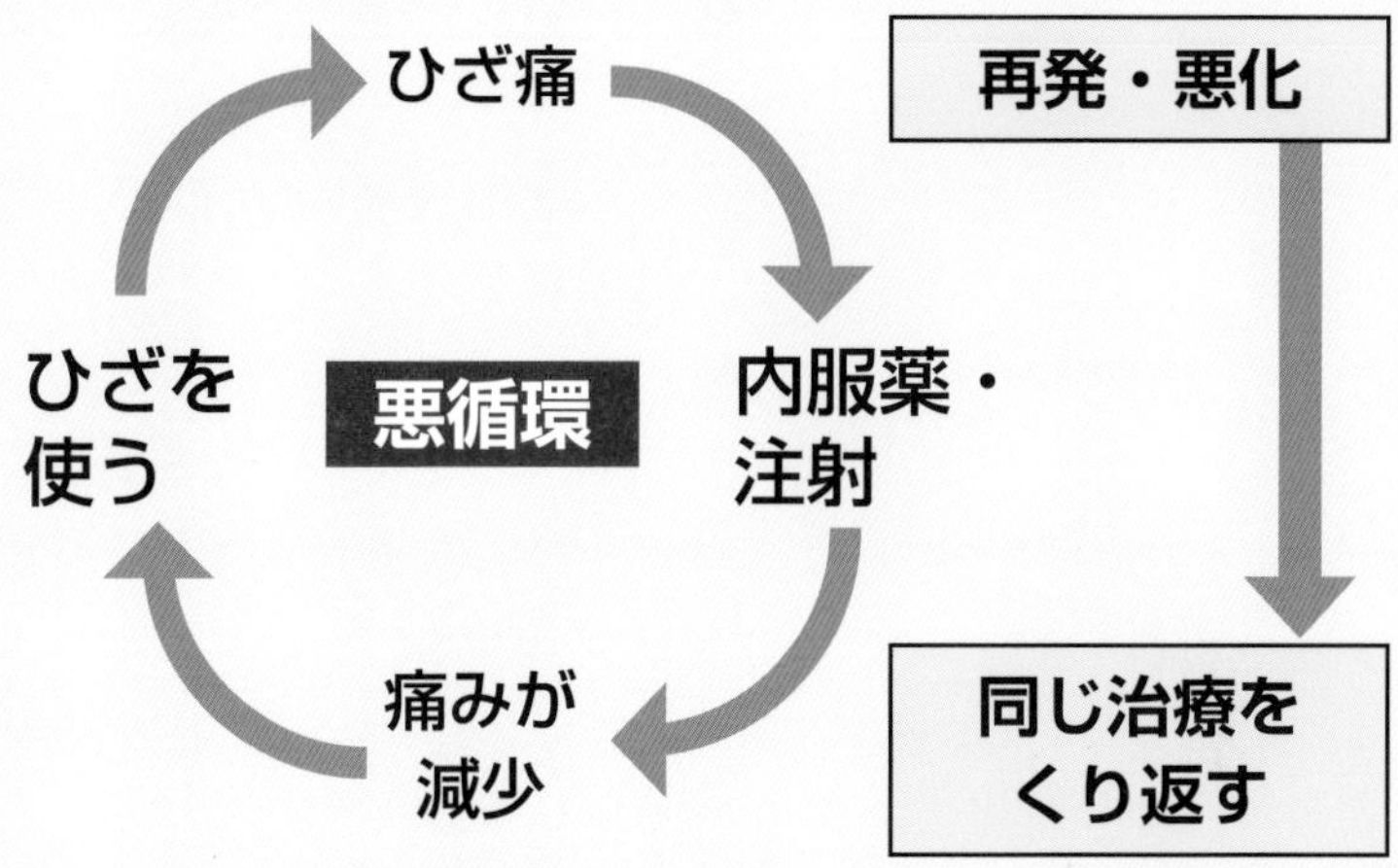
ひざ痛
内服薬・注射
痛みが減少
ひざを使う
悪循環
再発・悪化
同じ治療をくり返す

炎症サイクルの悪循環（上の図を参照）に陥りやすいのです。

それに対し、私が推奨している運動療法を行えば、**2～3週間ほどで痛みが軽減して、らくに歩ける**ようになります。

それによって**日常生活の活動性が増すと、ひざ周囲の筋肉や靭帯が自然に鍛えられ、関節軟骨の摩耗が抑えられる**ようになります。その結果、**ひざ関節の炎症が起こりにくくなり、痛みもどんどん軽減する**のです。

痛みが軽減すれば、さらに患者さんの行動は活発になり、ひざ関節の安定性は一段と高まり、ひざ痛は遠ざかります。この好循環が続くことで、**ひざ痛から卒業**できるわけです。

ひざ痛の99％に手術は不要と調査でわかり、鎮痛効果がなんと薬に勝る「運動療法」こそ世界基準の治し方

ひざに痛みや違和感などの症状が現れた場合、みなさんはまず整形外科を受診することになります。そこで検査を受け、原因が変形性膝《ひざ》関節症であると診断されると、多くの場合、薬物療法、運動療法、装具療法、温熱療法、注射療法、リハビリなどの保存療法が行われることになるでしょう。

症状が軽い場合は、湿布や塗り薬でようすを見るケースが多くなりますが、症状が重くなると、鎮痛薬の内服やヒアルロン酸関節注射などの治療が行われることもあります。ひざの曲げ伸ばしも困難で、歩行障害になっているような場合は手術を検討することもあります。ですが、変形性膝関節症で手術が必要になる患者さんは非常に少数です。

ひざ痛の保存療法

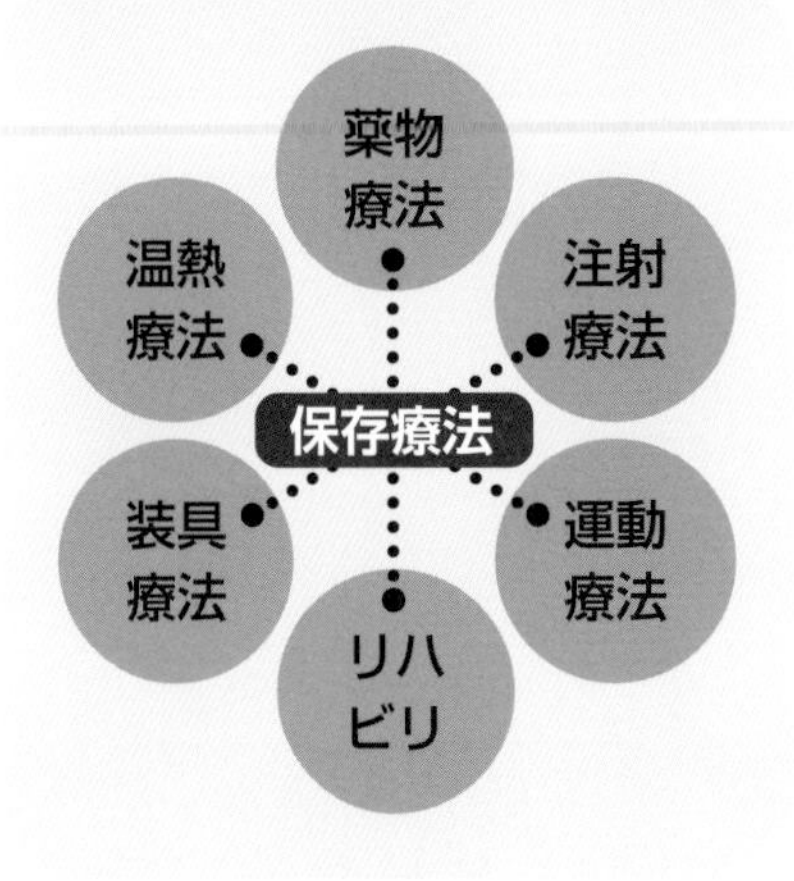

ひざ痛の99%は手術不要

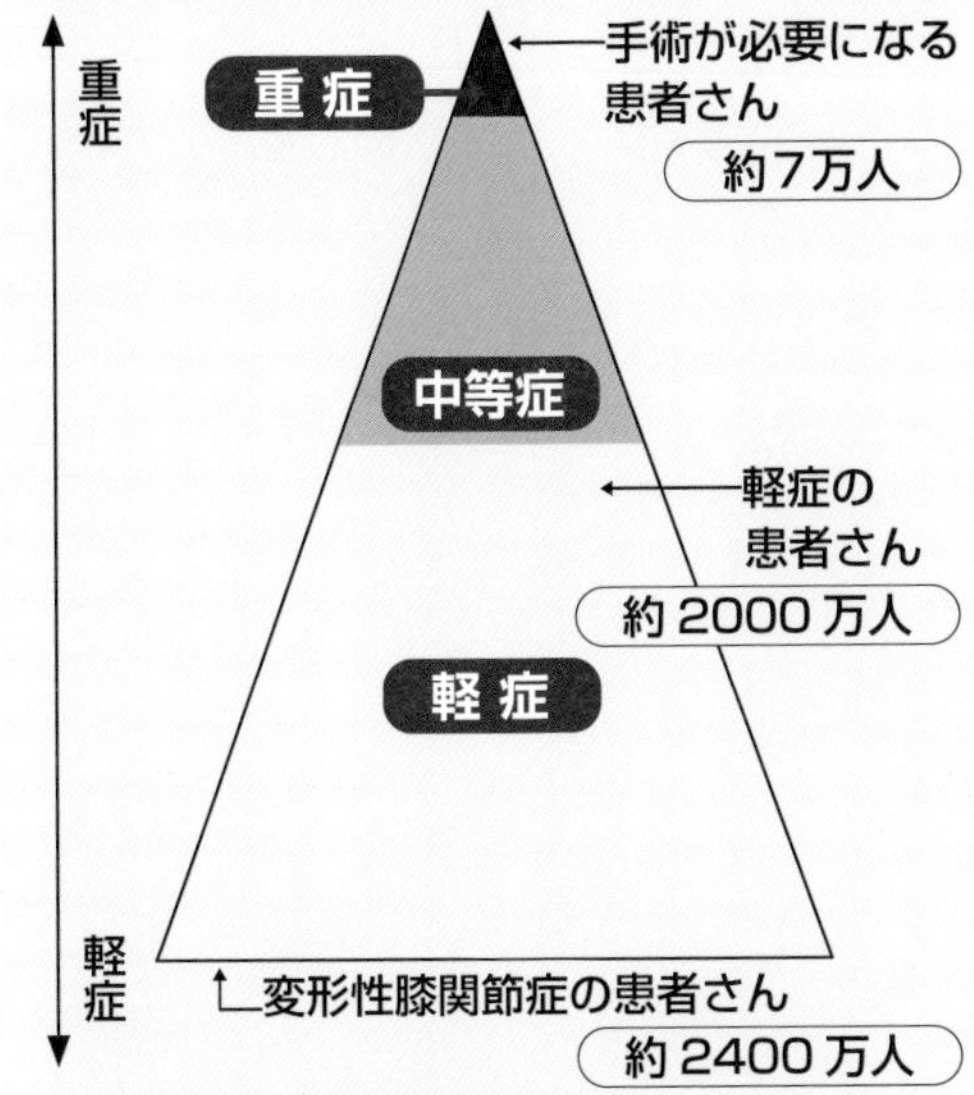
重症
軽症
重 症
中等症
軽 症
手術が必要になる
患者さん
約7万人
軽症の
患者さん
約2000万人
変形性膝関節症の患者さん
約2400万人

ほとんど（99%以上）のひざ痛は
保存療法で改善できる

左の図をご覧ください。これは、ひざ痛の重症度と患者数の分布を示したピラミッド型の図です。図の面積は変形性膝関節症の患者数、図の上にいくほど重症であることを示しています。変形性膝関節症の患者数は推定約２４００万人で、そのうち手術が必要になるのは図の上端部分の約７万人程度にすぎません。つまり、**99%以上の患者さんは、保存療法によってよくなっている**のです。

保存療法の中でも、**特に重要なのが運動療法**です。運動療法は、炎症を抑えてひざ痛を改善に導くばかりか、衰えた筋肉や靱帯《じんたい》（骨と骨をつなぐ丈夫な線維組織）を強化して再発予防にも役立ちます。このことから、変形性膝関節症に対する運動療法の効果は、薬に勝っているといえるでしょう。次の記事でくわしく説明しますが、運動療法こそまさに最先端の「世界基準のひざ痛治療法」なのです。

国際関節症学会は症状の改善に運動療法を高く評価し、❶筋力強化・❷有酸素運動・❸可動域拡大を推奨

日本における変形性膝《ひざ》関節症の治療では、鎮痛薬や注射療法が主流となっています。ところが、世界じゅうを見渡してみると、このような治療法を当然のように行っている国はほかにありません。

薬や注射は治療費がかさむうえに、一時的な改善効果しか期待できず、効果的な治療ではないと考えられているからです。

変形性関節症の唯一の国際学会であるOARSI（国際関節症学会）では、変形性膝関節症については、**「薬を用いない治療を中心にして、薬の治療は補助的に用いる」**ことが推奨されています。変形性膝関節症の治療では、**運動・減量、患部の加温・冷却といった、薬を用いない形での治療をまず十分に試し、それでも患者さんの痛みが耐え難いような場合にのみ、薬物療法や注射療法を行う**のがよいとされているわけです。

OARSIの勧告に基づくガイドラインでは、運動療法について「変形性膝関

国際関節症学会が推奨する運動療法

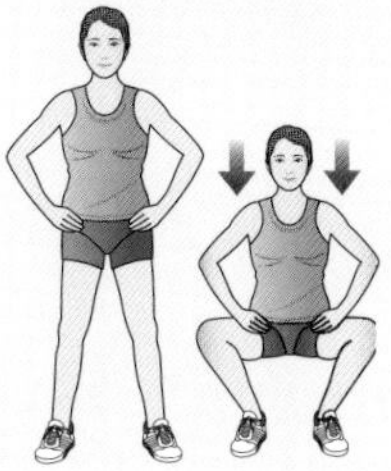

筋力強化

太ももの前面の筋肉「大腿四頭筋」の家庭での強化がすすめられている。

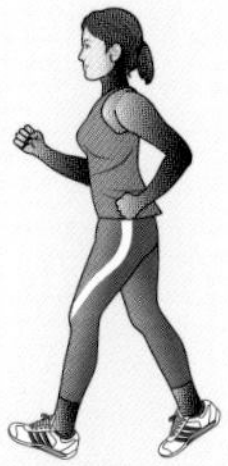

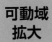

有酸素運動

激しい運動ではなく穏やかな無理のない運動。

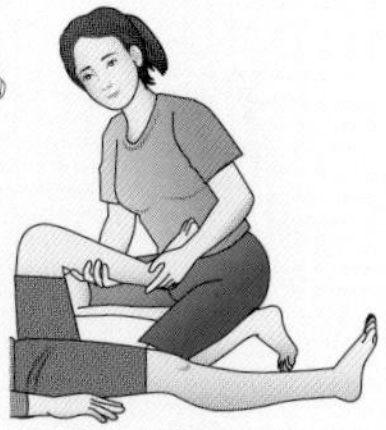

可動域拡大

可動域が狭くなり柔軟性が失われてしまうのを防ぐため、無理をしない範囲で訓練。

節症患者には、定期的な有酸素運動、筋力強化訓練および関節可動域拡大訓練を実施し、かつこれらの継続を奨励する」としており、**「筋力強化訓練」「有酸素運動」「可動域拡大」**の3つを特に推奨しています。

筋力強化訓練では、太ももの前面の筋肉「大腿《だいたい》四頭筋」の家庭での強化が推奨されています。有酸素運動については、激しい運動ではなく、穏やかな無理のない運動が推奨されています。

可動域拡大については、ひざ関節を動かさないでいると可動域が狭くなり柔軟性が失われてしまうため、無理をしない範囲で訓練するようにします。

OARSIの勧告に基づくガイドラインをもとに私が考えたひざ痛治療の優先順位は、以下のとおりです。私が患者さんを診療するさいは、この優先順位に従っています。

①能動的な日常動作の指導と患部の加温（または冷却）　痛くない範囲で、なるべく足を動かすようにする。

②毎日の運動療法　ひざ体操（後述）と、リハビリを行う。

③痛みが和らいだ後の運動習慣　ひざに負担がかからないように気を遣いながら、ウォーキング、自転車、水泳などの運動を日常習慣に取り入れる。

④ダイエット　ひざへの負担を軽減するために、肥満を解消する。

⑤NSAIDs《エヌセイズ》（非ステロイド性抗炎症薬）の処方　痛みが強いときにのみ処方し、連用はしない。

⑥ヒアルロン酸関節注射　実際にはほとんど必要ない。

大切なことはひざ体操を毎日行うことと、無理のない範囲でできるだけひざを動かすことです。お風呂などで加温して炎症を鎮めることも効果的です。肥満の人は、減量することが何より有効です。

ひざ痛治療の優先順位

ひざ痛改善のために不可欠

第1位 日常的に、痛くない範囲で足を動かす＆患部の加温（または冷却）

第2位 毎日の運動療法（ひざ体操、リハビリ）を行う

第3位 ひざに負担のかからない運動習慣（ウォーキング、自転車、水泳など）を行う

第4位 太っている人は、過食や間食などをやめるなどして体重を減らす

実際にはほとんど不要

第5位 NSAIDs の服用

第6位 ヒアルロン酸関節注射

優先すべきなのは**第１位～第４位の治療**。つまり、医師や薬だけに頼らず、患者さん自身が日常できる運動などを積極的に行うことが何よりも重要となる。薬や注射は一時的に痛みを取るだけの治療であり、ひざ痛の根治につながらないばかりか、かえって悪化させる要因になりかねない。

運動療法は軽い負荷をかけながら痛みなく行うのが肝心で、ひざに熱や腫れがあるときにも無理なく行え

変形性膝《ひざ》関節症の患者さんが穏やかにひざを動かすことにより、ひざの痛みが改善するというメカニズムが、２００４年の外国の研究により科学的に解明され、発表されています。

具体的にいうと、ひざを無理のない程度に適度に動かすと、炎症を起こしている滑膜や軟骨の細胞に一定のソフトな力が作用し、これにより、次の３つの効果を得ることができます。

①炎症の原因となる、炎症性サイトカイン（細胞から分泌《ぶんぴつ》される生理活性物質）の産生を抑える作用

②炎症を鎮める効果を持つ、抗炎症性サイトカインが分泌される作用

③ひざ関節の軟骨成分であり、ひざ関節の組織の修復に必要なコラーゲンやプロテオグリカンの産生が増加する作用

このように、ひざ関節を動かすことがひざ痛を改善に導くとはいえ、ひざにあ

まり強い力をかけてしまうと、むしろ症状が悪化し、痛みも強まることになってしまいます。

運動療法でひざを動かす場合には、**激しい運動は禁物**です。適度な運動であれば❶〜❸の効果が得られ、関節内の炎症を抑えられ、さらには組織の新陳代謝（古いものと新しいものの入れ替わり）が促され、ひざ痛の根治が期待できることになります。

運動療法の好循環

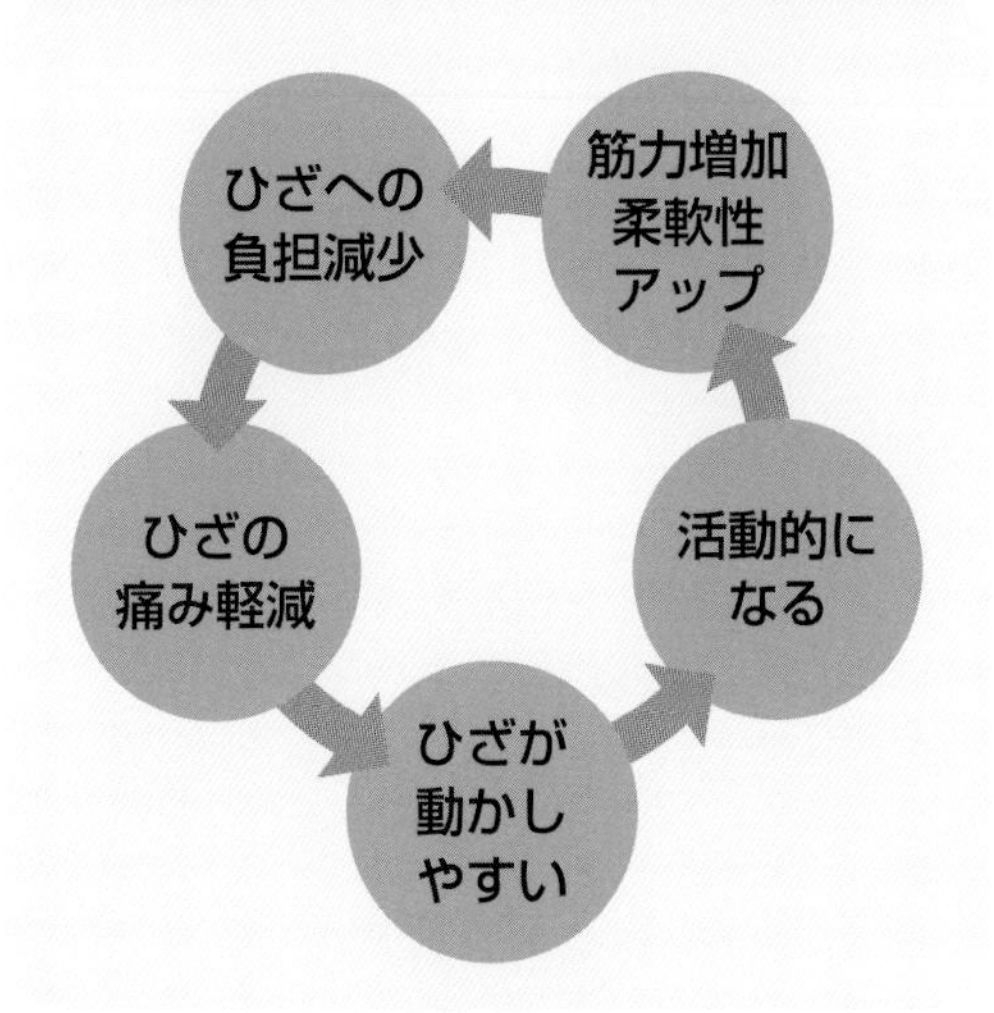
筋力増加
柔軟性
アップ
ひざへの
負担減少
ひざの
痛み軽減
ひざが
動かし
やすい
活動的に
なる

一方、ひざ関節に過度な力を加えてしまうと、こうした効果は得られず、むしろ炎症性サイトカインが多く分泌され、痛みが強まってしまいます。強い力をかけたり、激しい運動をしたり、無理に長い時間運動を続けることは、さけるようにしてください。なお、安静にしているばかりでもよくありません。穏やかで適度な運動こそが、ひざ痛を快方へと導いてくれるのです。

変形性膝関節症の進行度によっては、ひ

ざに腫れや熱を持っている場合があります。そんな場合、人によっては腫れや熱が治まるまで運動療法を行うのを控えようとする人がいます。しかし、これは誤りです。こんなときほどしっかり無理なく運動療法をやってください。

理由の第一は、運動療法を行えば、その抗炎症効果によってひざの腫れや熱が治まっていくからです。

第二は、私が考案した運動療法は、ひざがどんなに腫れていても、どんなに熱を持っていても、痛みなく行えるからです。むしろ私のひざ体操は、ひざが痛い人のための体操なのです。

運動療法を行うさいの注意点

ひざを動かす場合に激しい運動は禁物

運動療法でひざを動かす場合には、穏やかで適度な運動を心がける。ひざ関節に過度な力を加えてしまうと、炎症性サイトカインが多く分泌され、痛みが強まる。

ひざに腫れや熱を持っているときも行う

運動療法を行えば、その抗炎症効果によって、ひざの腫れや熱が治っていく。また、足あげ体操など、穏やかで適度なひざ体操は、ひざが腫れていたり熱を持ったりしていても、痛みなく行うことができる。

そのため、腫れや熱が治まるまで待たずに、しっかりと無理なく運動療法を行うといい。

※必ず医師に確認してから行うこと。

太ももの筋力が弱い人必読！

第2章

筋力強化はひざを支える太ももの筋肉・大腿四頭筋を鍛えるのが肝心で、大学病院も行う1分体操足あげ体操が簡単一番

順天堂大学医学部整形外科学特任教授
黒澤　尚
（34～47ジペー）

高知大学医学部整形外科教授
池内昌彦
（48～54ジペー）

太もも前面の大腿四頭筋こそ、ひざへの衝撃や負担を受け止め軟骨のすり減りを防ぐ要所で鍛え方は実は簡単

ＯＡＲＳＩ（国際関節症学会）の勧告では、**変形性膝《ひざ》関節症の治療では「筋力強化訓練」「有酸素運動」「可動域拡大」の3つが推奨**されています。つまり、世界じゅうの研究者・医療従事者から、正しい知識を持って運動を行うことが、症状の改善に非常に有効と考えられているのです。

変形性膝関節症の治療では、筋力強化訓練を行ってひざ関節を支えている筋肉を鍛え、ひざへの負担を減らすことが何より肝心です。**ひざを支える筋肉の中でも特に重要なのが、太ももにある大腿四頭筋《だいたい》**です。

大腿四頭筋は太ももの前面にある筋肉で、大腿直筋、外側広筋、中間広筋、内側広筋という4つの筋肉の集合体です。ひざを曲げたり伸ばしたりする働きを担うほか、ひざがグラつかないように安定させ、ひざへの負担を減らす働きもあります。大腿四頭筋を鍛えると、ひざが安定し、歩くときにひざにかかる衝撃を和らげることができ、それによってひざ痛も軽減されることになります。

ひざを支える筋肉

太ももを前から見たところ

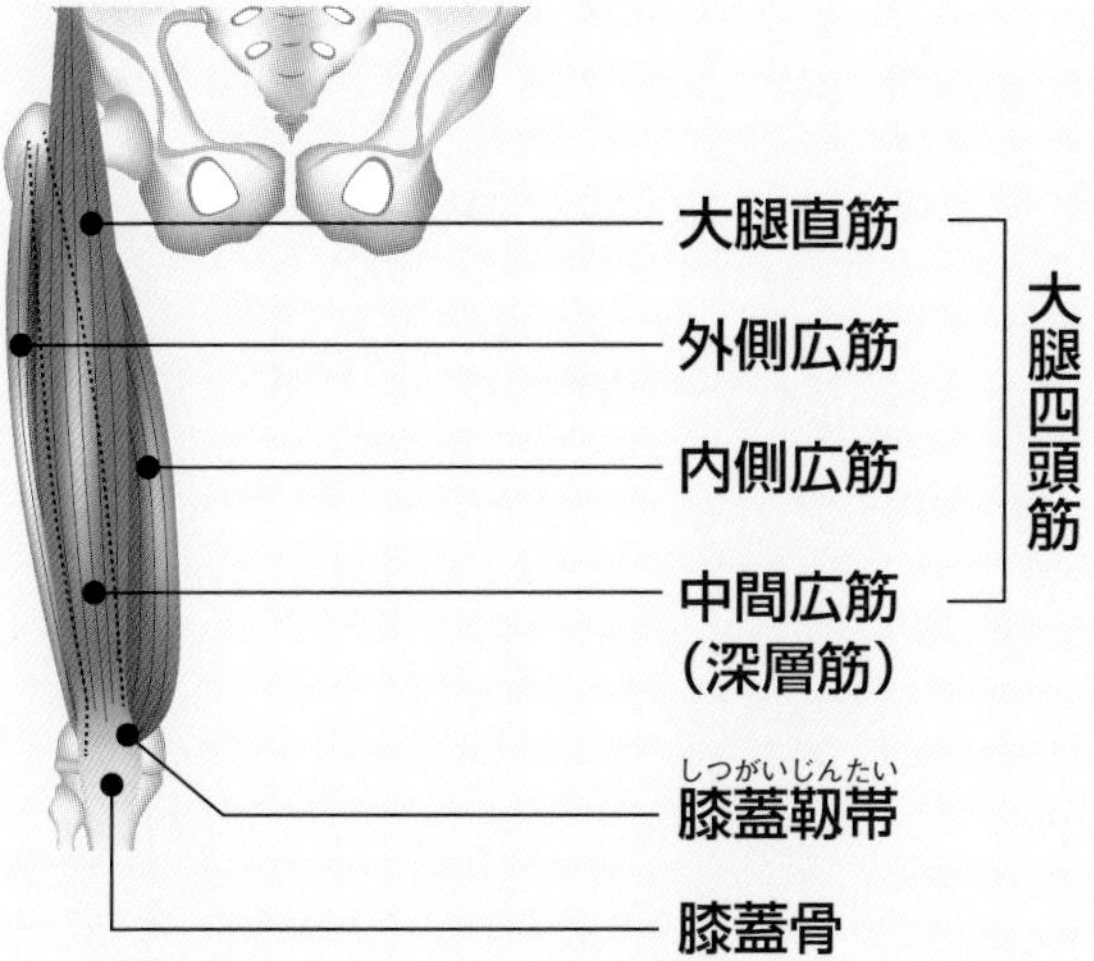
大腿直筋
外側広筋
内側広筋
中間広筋
（深層筋）
大腿四頭筋
膝蓋靭帯《しつがいじんたい》
膝蓋骨

太ももを後ろから見たところ

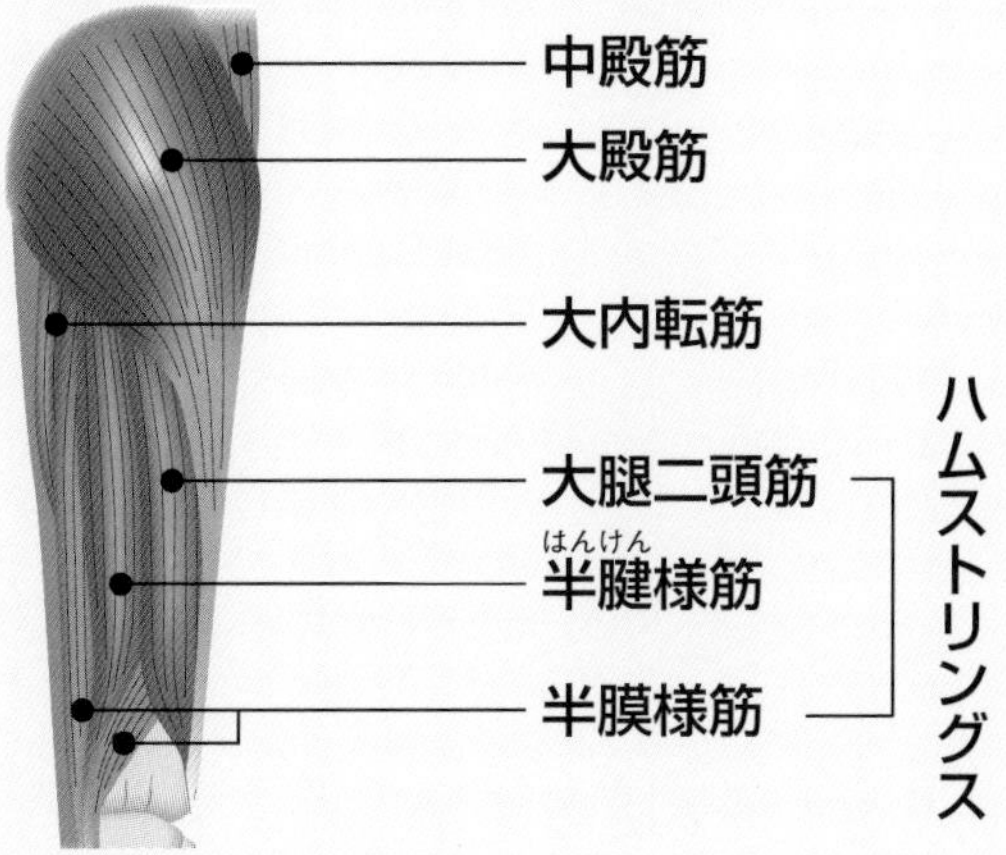
中殿筋
大殿筋
大内転筋
大腿二頭筋
半腱《はんけん》様筋
半膜様筋
ハムストリングス

太ももの筋力強化は「足あげ体操」が最も簡単で、ひざを伸ばして足を10㌢上げるだけのゆっくり体操

運動療法で大腿《だいたい》四頭筋を鍛えることによる変形性膝《ひざ》関節症の症状を改善する効果は大きく、鎮痛薬を服用したのと同じくらい、またはそれ以上の効果があることがわかっています。

とはいえ、激しく難しいトレーニングは必要ありません。私が考案した**「足あげ体操」を毎日続ければ、無理なく大腿四頭筋を鍛えることができ、ひざ痛を改善に導くことが可能**です。ぜひ試してみてください。

「足あげ体操」は、私が40年以上も前に考案した変形性膝関節症の運動療法「ひざ体操」の代表的なパターンです。

ひざ体操は、整形外科で行うSLRテスト（あおむけ寝の状態で足を持ち上げる診断法）をもとに、変形性膝関節症の患者さん向けに私が独自のアレンジを加えた運動療法です。

足あげ体操には、イスに座って行うやり方とあおむけに寝て行うやり方の2通

りがあります。

どちらも片方の**足のひざを伸ばしたままゆっくりとかかとを床から10センチほど上げ、5秒間静止したらゆっくりと足を床に下ろして1～2秒休むだけ**という、とても簡単な体操です。どちらもほぼ同様の効果が期待できるので、一度試したうえで、イス方式とあおむけ方式のどちらが自分に合っているか判断し、やりやすいものを選んでください。

足あげ体操をやると、大腿四頭筋（太もも前面の筋肉）、腸腰筋（腰椎《ようつい》と大腿骨をつなぐ筋肉群）、腹筋などの筋肉が強化されます。

中でも、ひざを支える働きの大腿四頭筋を鍛えることは、ひざ痛治療にはとても大きな意味があり、重要です。

大腿四頭筋は、加齢や運動不足により衰えやすい筋肉です。大腿四頭筋が衰えてしまうと、ひざ関節を支える力が弱まるため軟骨がすり減り、ひざ痛を悪化させてしまいます。

大腿四頭筋などの筋肉を効率よく強化するポイントは、**足の上げ下げの動作をできるだけゆっくり行う**ことです。早く動かしたほうが効果的と思われますが、実はゆっくり動かしたほうが大腿四頭筋を強化する効果は高まります。

足あげ体操 イス方式

1セット1分

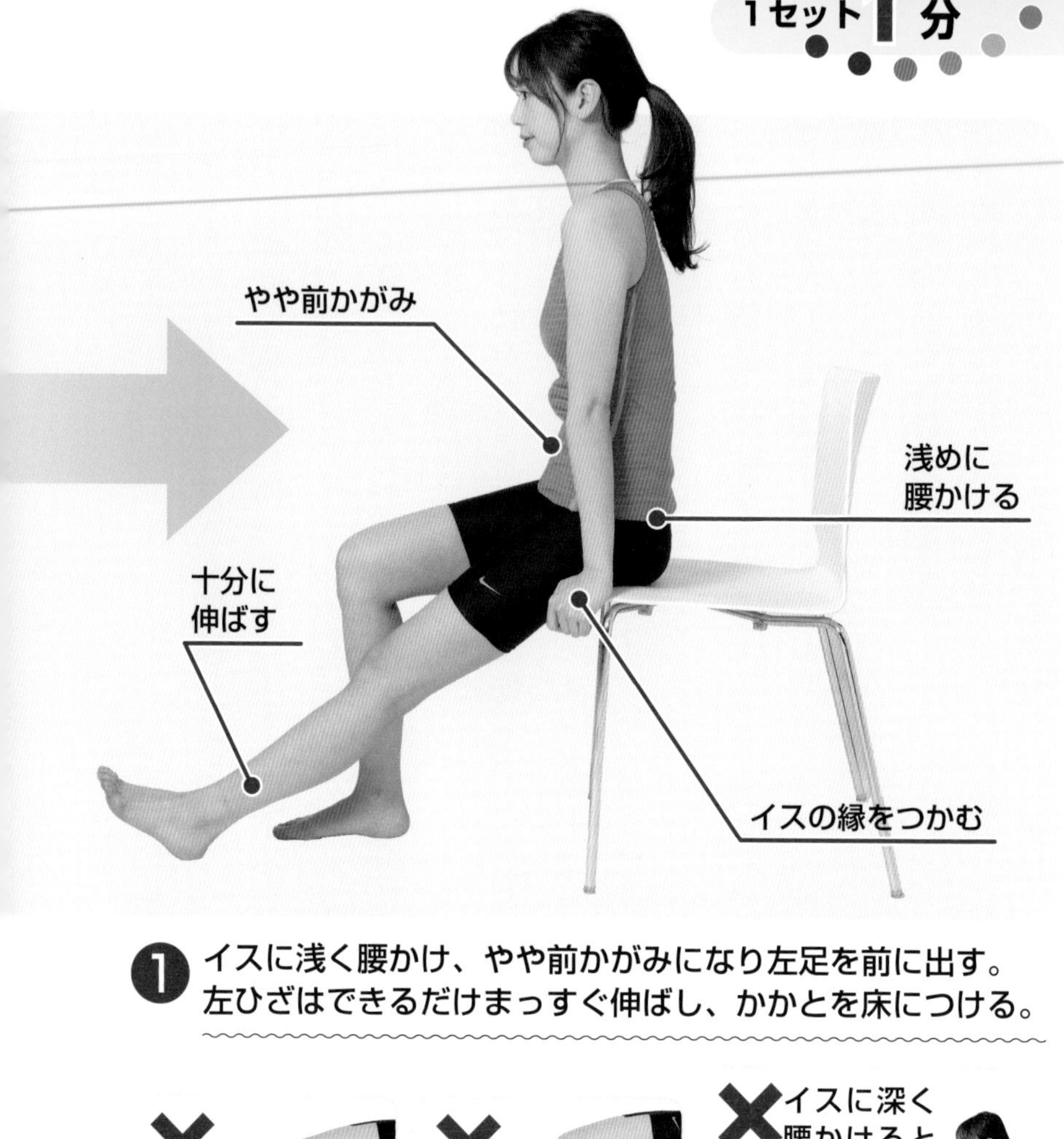
やや前かがみ
浅めに
腰かける
十分に
伸ばす
イスの縁をつかむ

❶ イスに浅く腰かけ、やや前かがみになり左足を前に出す。左ひざはできるだけまっすぐ伸ばし、かかとを床につける。

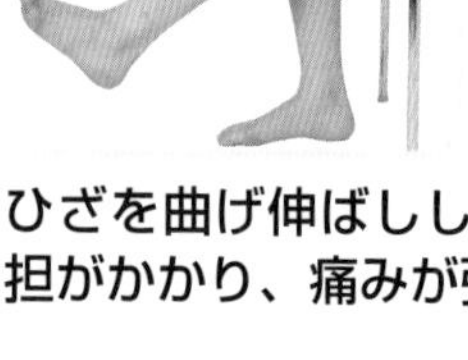

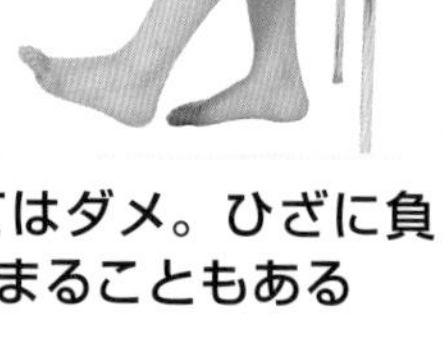

ひざを曲げ伸ばししてはダメ。ひざに負担がかかり、痛みが強まることもある

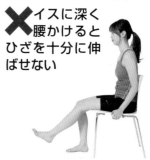

❌イスに深く腰かけるとひざを十分に伸ばせない

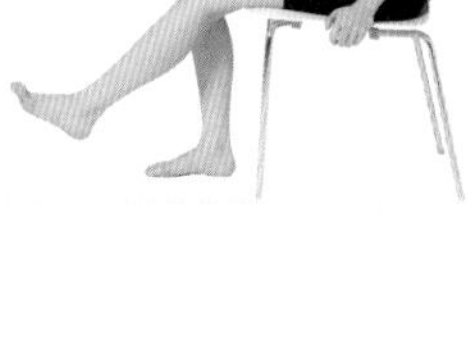

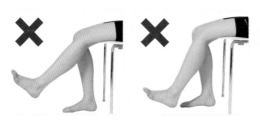

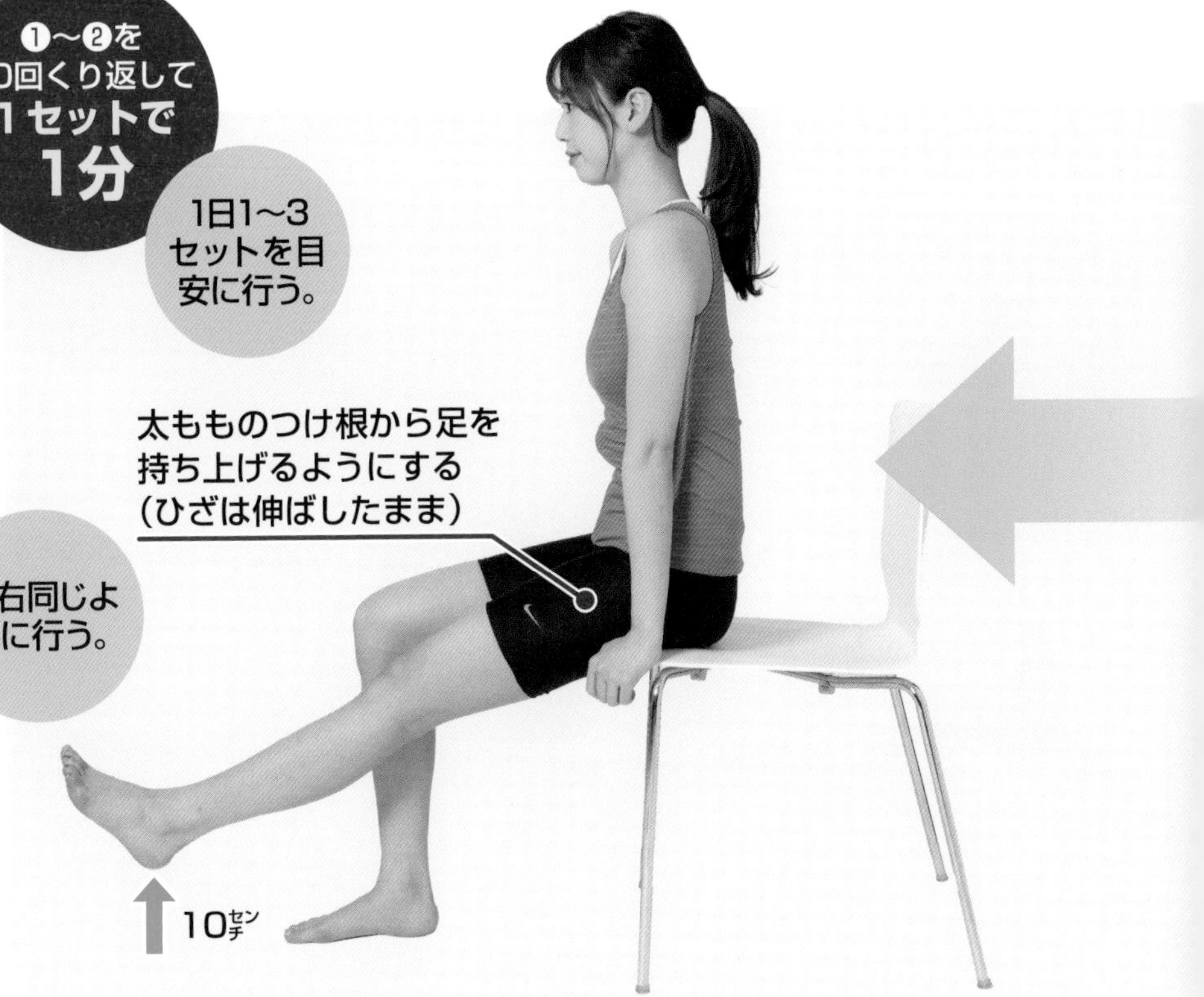
❶〜❷を
10回くり返して
1セットで
1分
1日1〜3
セットを目
安に行う。
太もものつけ根から足を
持ち上げるようにする
（ひざは伸ばしたまま）
左右同じよ
うに行う。
10センチ

効力アップ法 足あげ体操を10回くり返すことがらくにできるようになったら、500グラム〜1キロの重り（100円ショップなどで購入可）を着けて行うといい。

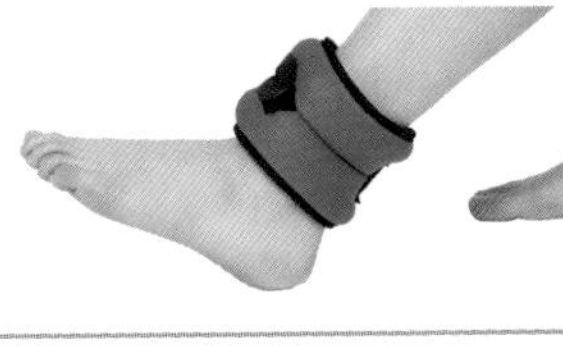

❷ 左ひざを伸ばしたまま（足首も直角に保つ）、左足を床から約10センチのところまでゆっくり上げ、約5秒間静止。左足を❶の位置までゆっくり下ろし、1〜2秒間休む。

❸ ❶❷を10回くり返す。右足についても同様に行う（左右どちらの足あげ体操から始めてもいい）。

足あげ体操 あおむけ方式

1セット1分

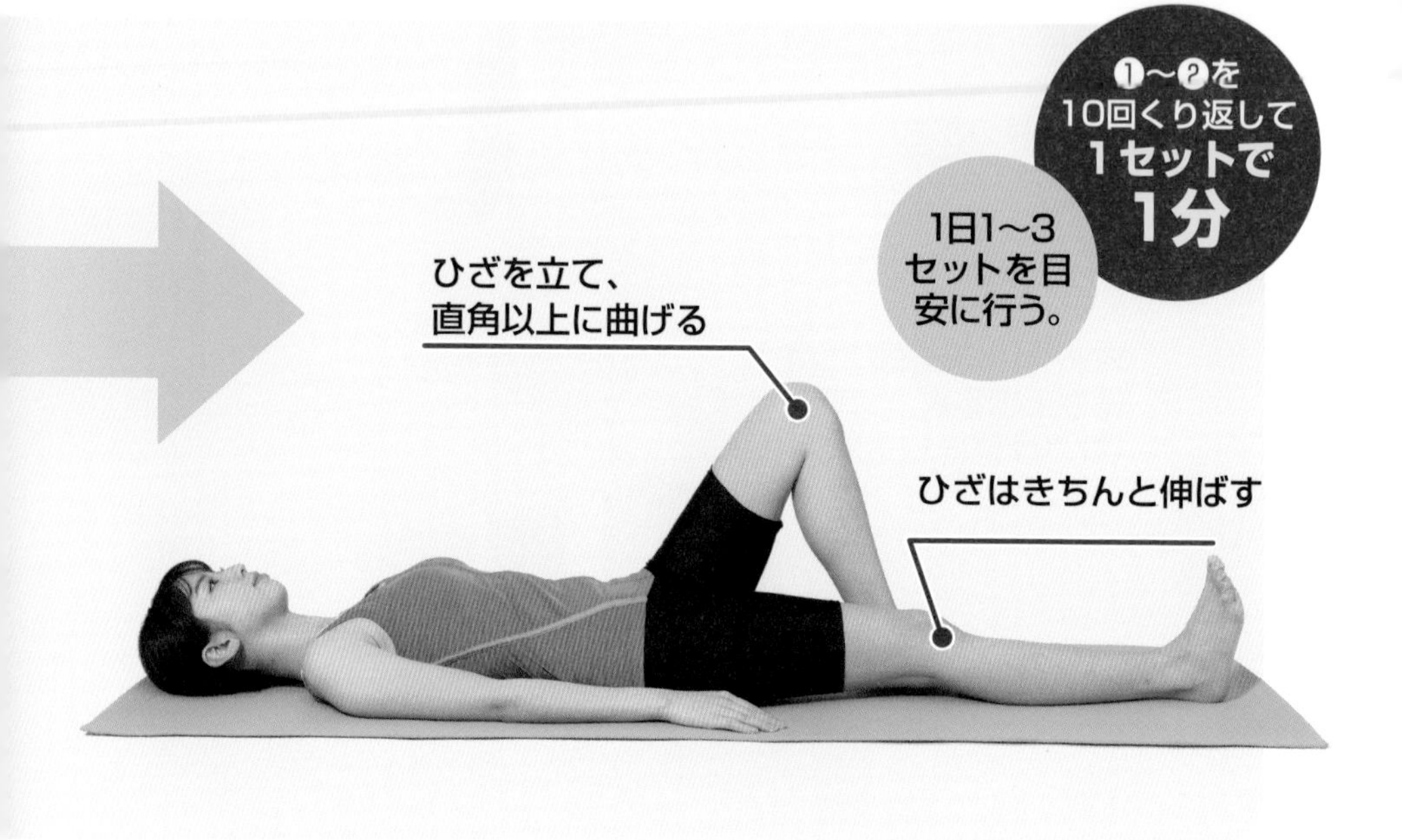

❶～❷を10回くり返して1セットで1分
1日1～3セットを目安に行う。
ひざを立て、直角以上に曲げる
ひざはきちんと伸ばす

❶ あおむけに寝て、右ひざをまっすぐ伸ばす。左足のひざは直角以上に曲げて立てる。両手は力を抜いて、自然に体の左右に置く。

❷ 右ひざをまっすぐ伸ばしたまま、床から約10センチのところまでゆっくりと上げ、約5秒間停止。右足を❶の位置までゆっくり下ろし、2～3秒間休む。

❸ ❶と❷を10回くり返す。今度は左足についても同様に行う（左右どちらの足あげ体操から始めてもいい）。

体操の効果 ひざを支える太もも前面の大腿四頭筋や、腰と太ももをつないでいる腸腰筋などの筋肉を効率よく鍛えられる。

左右同じように行う。

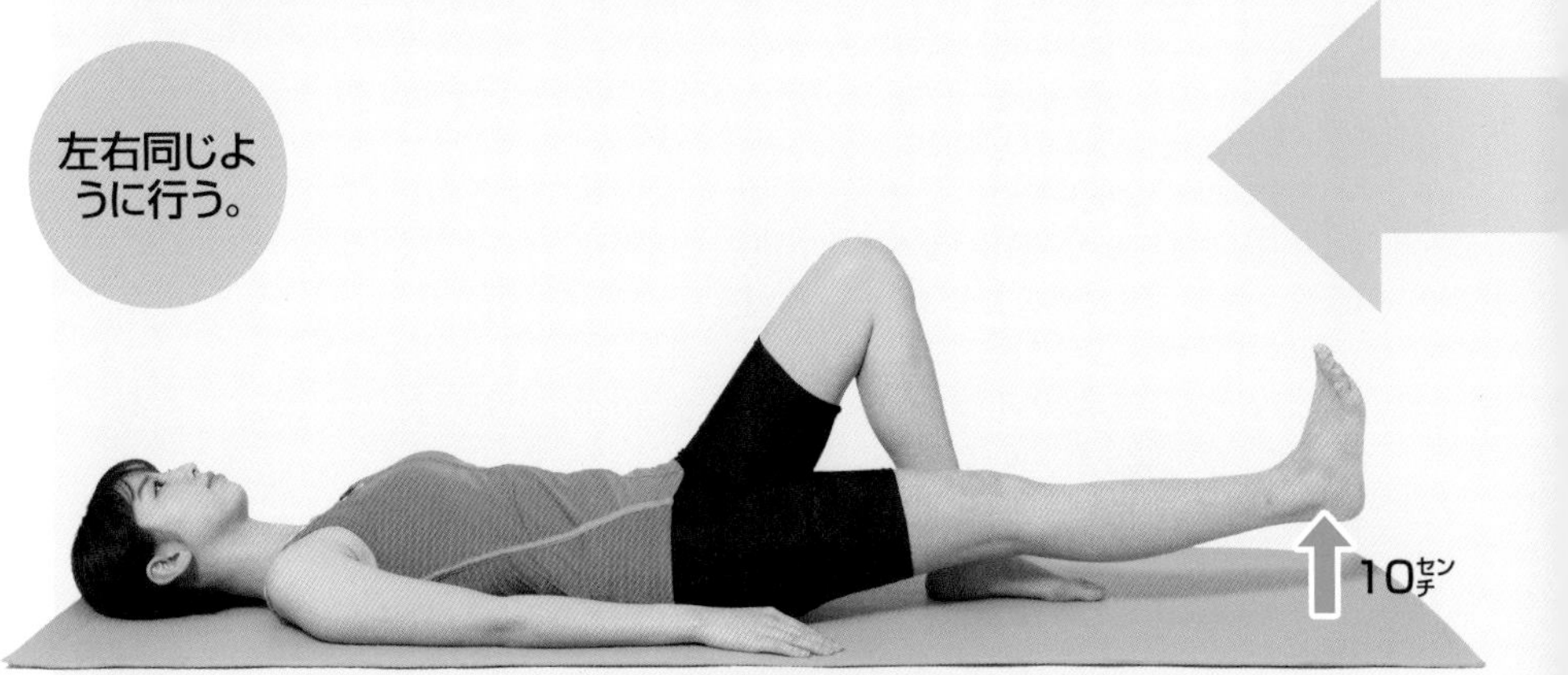

効力アップ法 足あげ体操を10回くり返すことがらくにできるようになったら、重りを着けて行うといい。重りは500グラムくらいのものから始め、慣れてきたら1キロにチャレンジしよう（ただし、無理は禁物）。

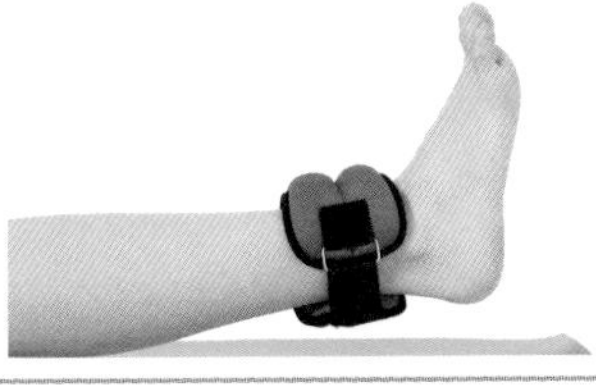

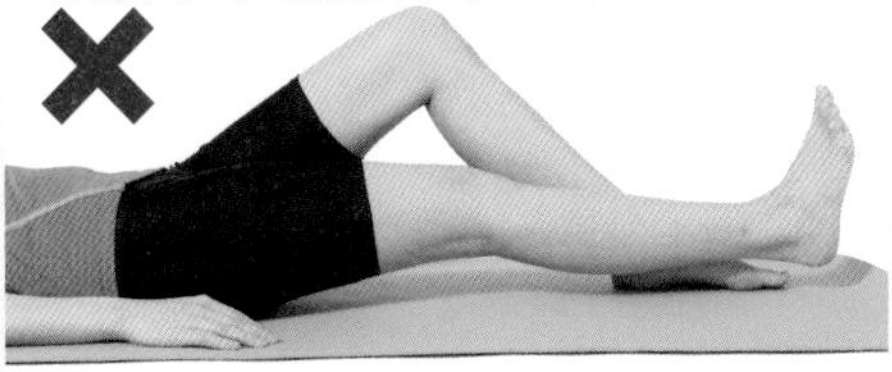

立てるほうのひざは直角以上に曲げること

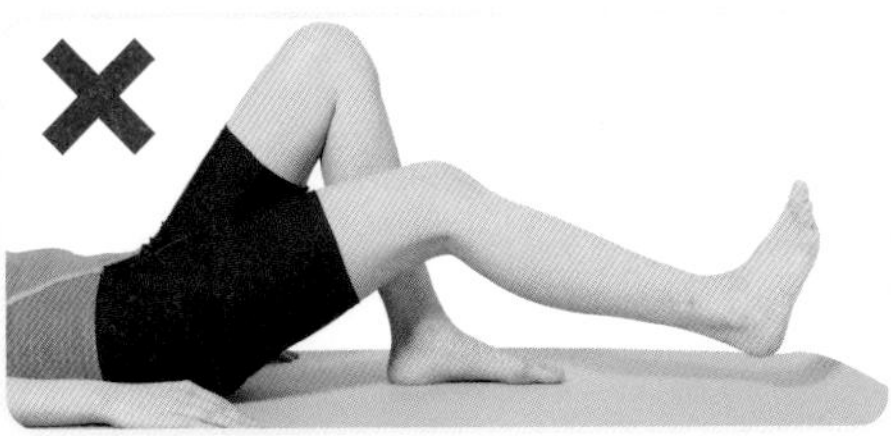

上げるほうのひざはなるべく伸ばすこと

ひざ痛の人が足あげ体操を始めれば日に日に痛みが軽減し、1～2週間でほぼ解消する人が多数

「足あげ体操」をはじめとするひざ体操は、1990年代に欧米、21世紀になってから日本でも広く行われるようになりました。今や世界のひざ痛治療のスタンダード（標準）になったといっても過言ではなく、医師たちもその効果に驚きの声を上げています。一般に、病院やクリニックの整形外科で指導されている変形性膝《ひざ》関節症の運動療法は、私が考案したひざ体操であると考えてもらって間違いありません。

足あげ体操は、いずれも片方の足ずつ両足とも行ってください。ひざ痛の患者さんは、**両足の筋肉が衰えていることが多く、痛みのあるほうの足だけで行うと左右の足の筋力のバランスが悪くなり、痛みのないほうのひざにも痛みが現れる**ことがあるからです。

効果の現れ方は患者さんそれぞれで異なりますが、まずは2週間続けて行ってください。そうすれば、徐々にひざ痛が軽減する効果を実感できるでしょう。早

い人は、1週間で痛みがらくになります。

足あげ体操でひざの痛みが解消したら、この体操をやめても構いません。しかし、なるべくは痛みが取れてもこの体操は続けてほしいと思います。実は、この体操で2週間から1ヵ月で痛みが取れるのは、大腿《だいたい》四頭筋が強化されたためではありません。

この体操が、ひざの軟骨、骨、関節包の細胞の炎症を鎮めたからなのです。**体操によって筋力が向上するには少なくとも3ヵ月間以上の体操の継続が必要**です。このように体操を継続することで筋力がアップすれば、それ以後の痛みの再発が起きにくくなるのです。

2〜3週間の体操でやめてしまった人の場合、ひざ痛の再発の恐れがあります。

効果を上げるやり方

1日3セット行う

時間のあるときに1日3セット行う。朝、昼、晩に行うようにするといい。

痛みのないほうの足も行う

筋力が偏らないように、両足とも行うようにする。

慣れたら運動のレベルを上げる

行う回数を増やしたり、足にアンクルウェイト（重り）を着けて行ったりすることで、効力がアップする。

痛み止めや関節注射も無効なひざ痛が、足あげ体操と減量で腫れとともに引き、趣味の山登りを再開

東京都に住む吉田敏夫さん（60代・仮名）は登山が趣味で、定年退職後は、月に一度ほどのペースで埼玉県や東京の奥多摩の山に出かけて登山を楽しんでいたそうです。そんな吉田さんでしたが3年前、東京八王子の高尾山に登ったとき、右ひざにズキンという痛みが現れました。このときは、少し休んでも、歩くと痛みが出るのですぐに山を下りたそうです。自宅に帰ってからひざを見ると、熱を帯びてパンパンに腫《は》れていました。翌日も痛みは治まらず、吉田さんは近所の整形外科を受診し、変形性膝《ひざ》関節症の初期と診断されたそうです。

担当医師は、「関節水症（水腫《すいしゅ》）が腫れの原因で炎症もかなりひどい」と説明し、水抜きとヒアルロン酸関節注射を行い、吉田さんは痛み止めのNSAIDs《エヌセイズ》（非ステロイド性抗炎症薬）と湿布薬を処方されて帰宅しました。この治療で痛みはいったん治まったものの、3日後には右ひざに軽い痛みが現れ、一週間後には右ひざが膨れ、激しい痛みを感じるようになりました。そこで、吉田さんは再び同

じ病院を受診し、以前と同じ処置を受けたそうです。吉田さんはその後、半月に一度ぐらいのペースで、３ヵ月ほど同じ処置を受けていました。

再発をくり返し、痛みも強くなってきたことから、吉田さんは我慢できなくなり、私が勤務する病院を訪れ、私が診察することになりました。診察したところ、右ひざに腫れと熱感、関節水症が認められ、右ひざの可動域は１２０度。ひどい炎症を起こしていることは明らかです。

症状に加え、私が気になったのは、吉田さんの体型です。身長１６９センチ、体重76キロ。適正体重をかなりオーバーしており、これではひざに大きな負荷がかかってしまうので、減量方法を指導しました。

さらに、アイスパックを用いての右ひざの冷却と、**ひざを支える筋肉を鍛える「足あげ体操」を毎日行う**ように指導しました。一ヵ月後、右ひざの腫れが引いたのでアイスパックの冷却を蒸しタオルでの加温に切り替え、さらに二ヵ月が経過しました。吉田さんの体重は68キロまで落ち、**右ひざの腫れも痛みもほぼ消滅。**ひざの可動域は１４５度に回復し、今もいい状態を保っています。ひざ痛が改善した吉田さんは、最近になってまた登山を始めた、とうれしそうに報告してくれました。

将来歩けなくなると医師にいわれたひざ痛が、足あげ体操を続けたら全く痛まなくなり再発もなし

ゴルフが趣味の小川康代さん（60代・仮名）は、子育てが落ち着いてから、ますますゴルフに熱中しだしました。数年前からひざに痛みを感じはじめたのですが、翌日には痛みも消えていたので、あまり気にはしていなかったそうです。

数年前の春、久しぶりのゴルフに出かけようとしたとき、突然右ひざにズキンとした痛みが走りました。痛みは治まらず、近所の整形外科に駆け込んだところ、変形性膝《ひざ》関節症と診断されました。その日はヒアルロン酸関節注射を打ち、痛み止めを処方され、しばらくは自宅で安静にしていました。2週間ほどして、改めて整形外科を受診すると「今後は1ヵ月に1～2回、ヒアルロン酸関節注射を継続して受けてください。そうしない場合は数年後に歩けなくなる可能性がありますす」といわれ、小川さんはショックを受けてしまったそうです。

小川さんが友人にそんな話をしたところ、その友人の方が私の「ひざ体操」の記事を雑誌で読んで知っていて、そのことを教えてくれたそうです。

それからしばらくして、小川さんは私が診療する病院にやってきました。レントゲンとＭＲＩ（磁気共鳴断層撮影）でひざの状態を確認したところ、右ひざの軟骨がほとんどなくなっており、左ひざも軟骨の摩耗《まもう》が進んでいることが確認できました。

小川さんは私の記事を読んで、すでに**「足あげ体操」を実践**しており、ひざの痛みもなく、症状は落ち着いているという話でしたので、**2～3ヵ月ほどそのまま続けてから、今度は足首に重りを着けて体操をする**ようにと指導しました。

それからしばらくして、小川さんが診察に訪れました。経過を聞くと、トレーニング用の重りを百円ショップで購入し、少しずつ重さを増やして、今では2キロの重りを着けているそうです。さらに、スポーツジムにも週に1～2回通うようになり、ゴルフも再開し、階段も不安なく上り下りができるということです。激痛の再発は一度もないと笑顔でおっしゃっていたのが印象的です。

関節鏡で見たひざ関節内部

●正常なひざ関節

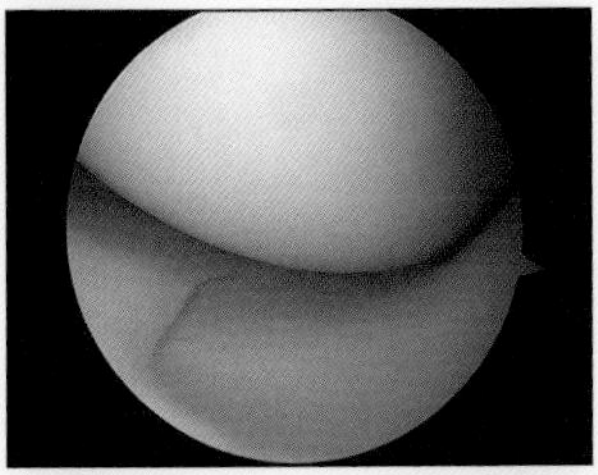

●軟骨がすり減ったひざ関節

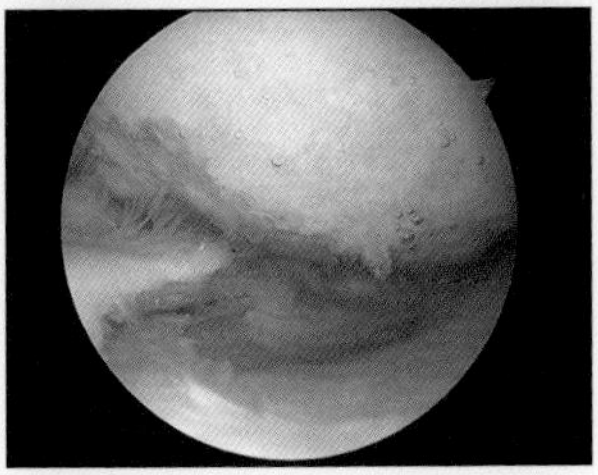

軟骨や半月板がささくれ立っているのがわかる

太ももの筋肉を鍛える運動は、足を踏ん張ったとき太ももに力を込め力こぶを作るのが効果を得る秘訣！

ひざ痛（変形性膝《ひざ》関節症）の治療には、「運動療法」が非常に効果的です。日本整形外科学会の報告によれば、変形性膝関節症の患者さんを、運動をするグループと鎮痛薬を内服するグループに分けて痛みの程度の変化を比較した結果、**運動は薬と同等の改善効果がある**ことが明らかになっています。

私の病院でも、ひざ痛の患者さんの治療では運動療法を重視しています。**中でも効果的なのは、太もも前面の筋肉群「大腿四頭筋《だいたいしとうきん》」を鍛える運動**です。

私たちの日々の生活の中で、ひざには常に負担がかかっています。大腿四頭筋にはこうしたひざへの負担を減らす役目があるため、鍛えて強化すれば、ひざ痛を大幅に改善できるのです。

また、痛みの伝わり方には個人差があり、同じような刺激でも、痛みを強く感じる人と、弱く感じる人がいます。痛みは神経から脊髄《せきずい》を通って脳に伝わりますが、このとき、脊髄が痛みをより強い刺激として脳に伝えてしまうと、激痛として感じられてしまいます。

ひざの痛みを伝える信号は、大腿四頭筋からの信号と同じ神経を通って脳に送られます。大腿四頭筋を動かすと、その刺激を伝える信号がひざの痛みの信号と混ざって、痛みの信号が強く感じられなくなるという効果もあります。

つまり、大腿四頭筋を鍛えると、ひざへの負担が軽減されるのと同時に、脊髄の過剰な反応が治まって機能が正常化し、ひざ痛を緩和する効果が期待できるのです。

大腿四頭筋の運動で大切なのは、太ももに力を入れて「力こぶ」を作ることです。力こぶを目で見て触ることで、大腿四頭筋の筋力トレーニングが確実にできていることを確認できます。無理のない範囲で、太ももに力を入れて、力こぶを作りましょう。

ひざが痛いと、太もも力こぶ運動をするのにも怖さを感じると思いますが、この運動は入浴中にできるので試してみてください。

お湯で体が温まると患部の痛みが緩和されるだけでなく、関節や筋肉も軟らかくなります。入浴時のわずかな時間、大腿四頭筋の筋力トレーニングになる太ももも力こぶ運動を行ってみましょう。

太もも力こぶ運動 お風呂方式

1セット1分

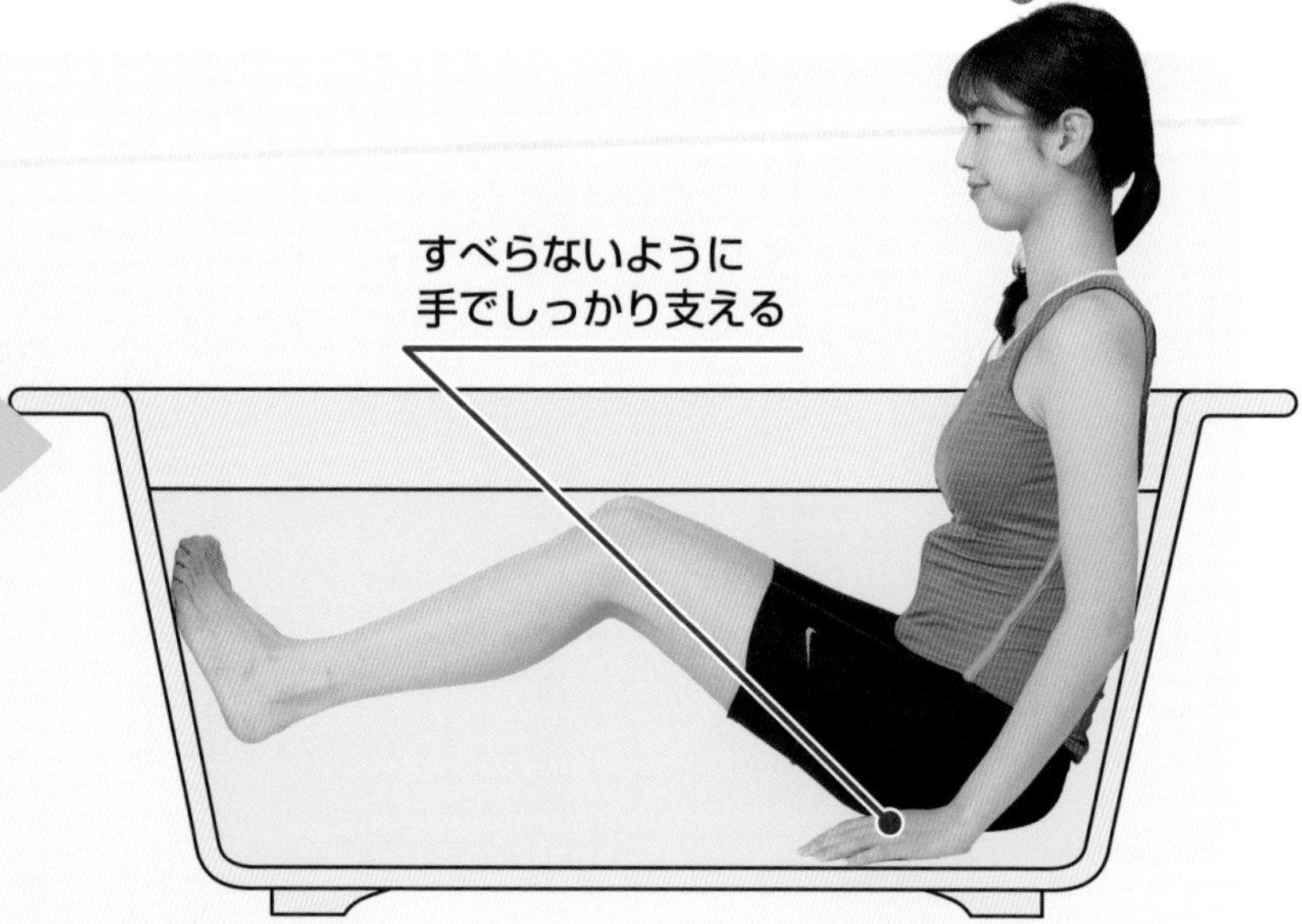
すべらないように
手でしっかり支える

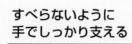

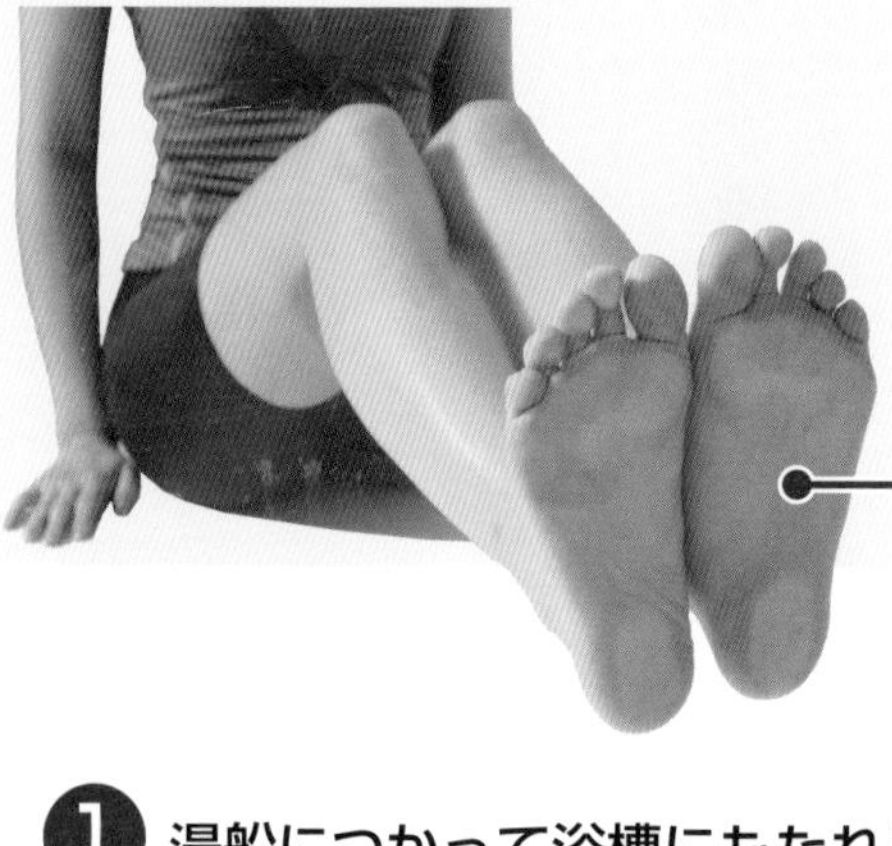
足裏を浴槽の内壁に
しっかりつける

1. 湯船につかって浴槽にもたれる。
2. かかとを浮かせて、反対側の浴槽の壁に両足の裏をぴったりとつける。

体操の効果 お湯の温熱効果で、ひざに負担をかけずに太ももの筋肉を強化することができる。

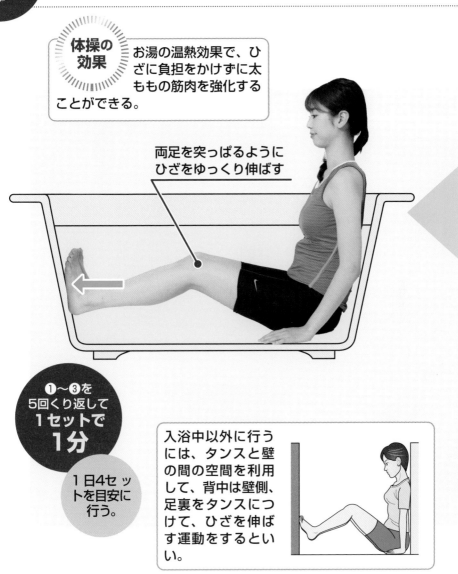

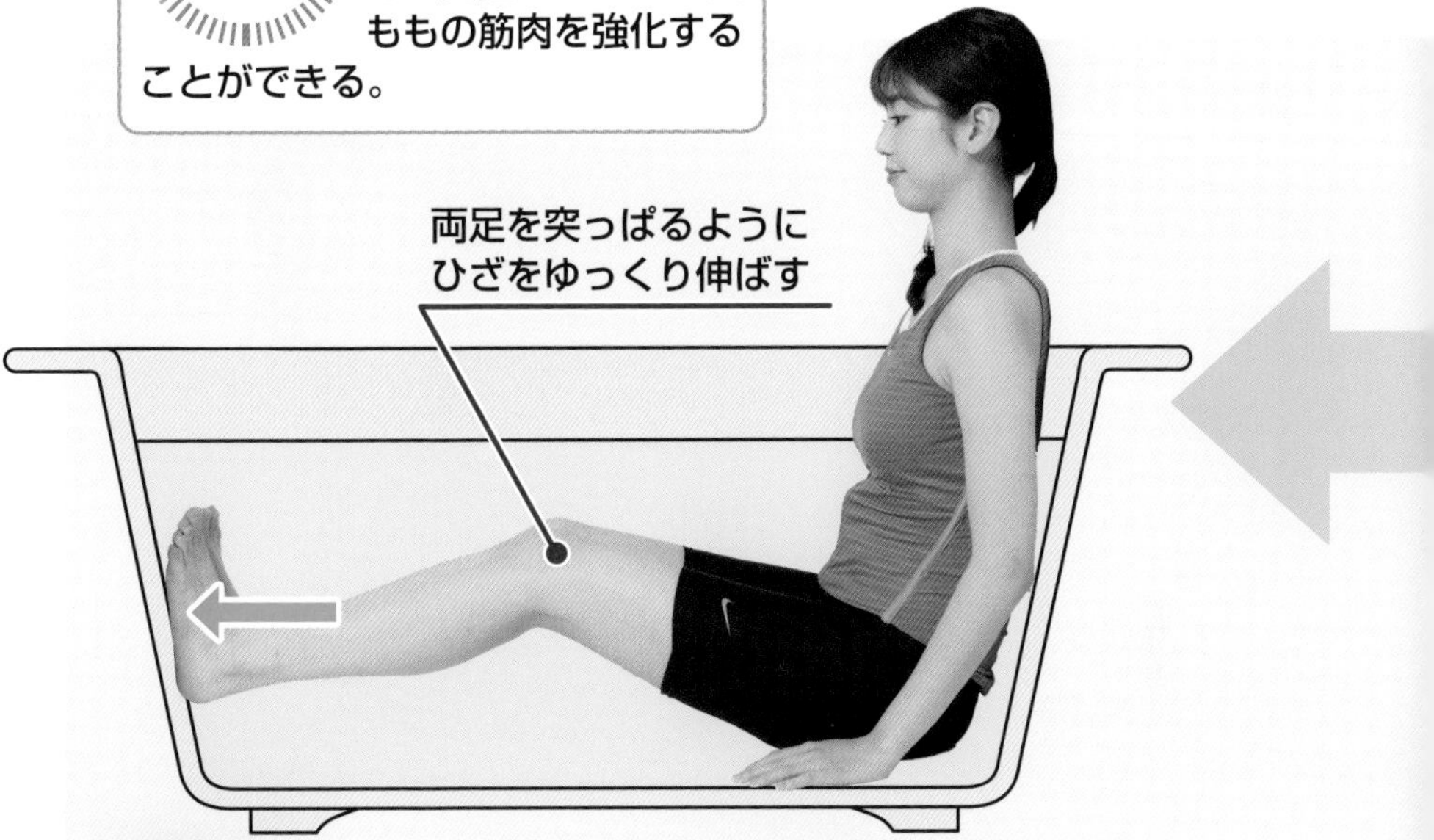
両足を突っぱるように
ひざをゆっくり伸ばす

❶〜❸を
5回くり返して
1セットで
1分

1日4セットを目安に行う。

入浴中以外に行うには、タンスと壁の間の空間を利用して、背中は壁側、足裏をタンスにつけて、ひざを伸ばす運動をするといい。

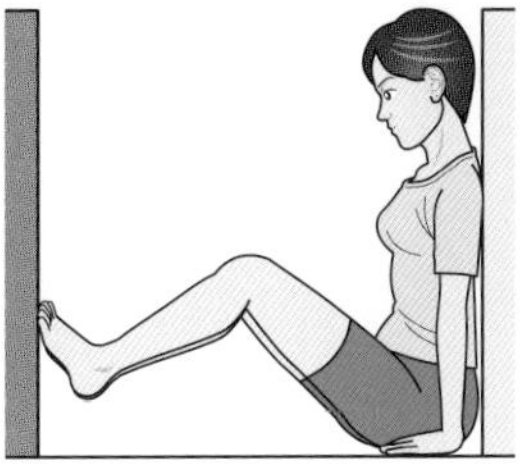

❸ 両足の太ももに力こぶを作るように力を込めてひざを伸ばして壁を５秒間ギューッと押し、５秒かけて両足の力を抜く。これを５回くり返すのを１セットとし、１日４セットを目安に行う。

太もも力こぶ運動
クッション方式

1セット**1**分

体操の効果
太ももに力を入れることで、ひざ関節周囲の組織に大きなストレッチ効果が得られる。

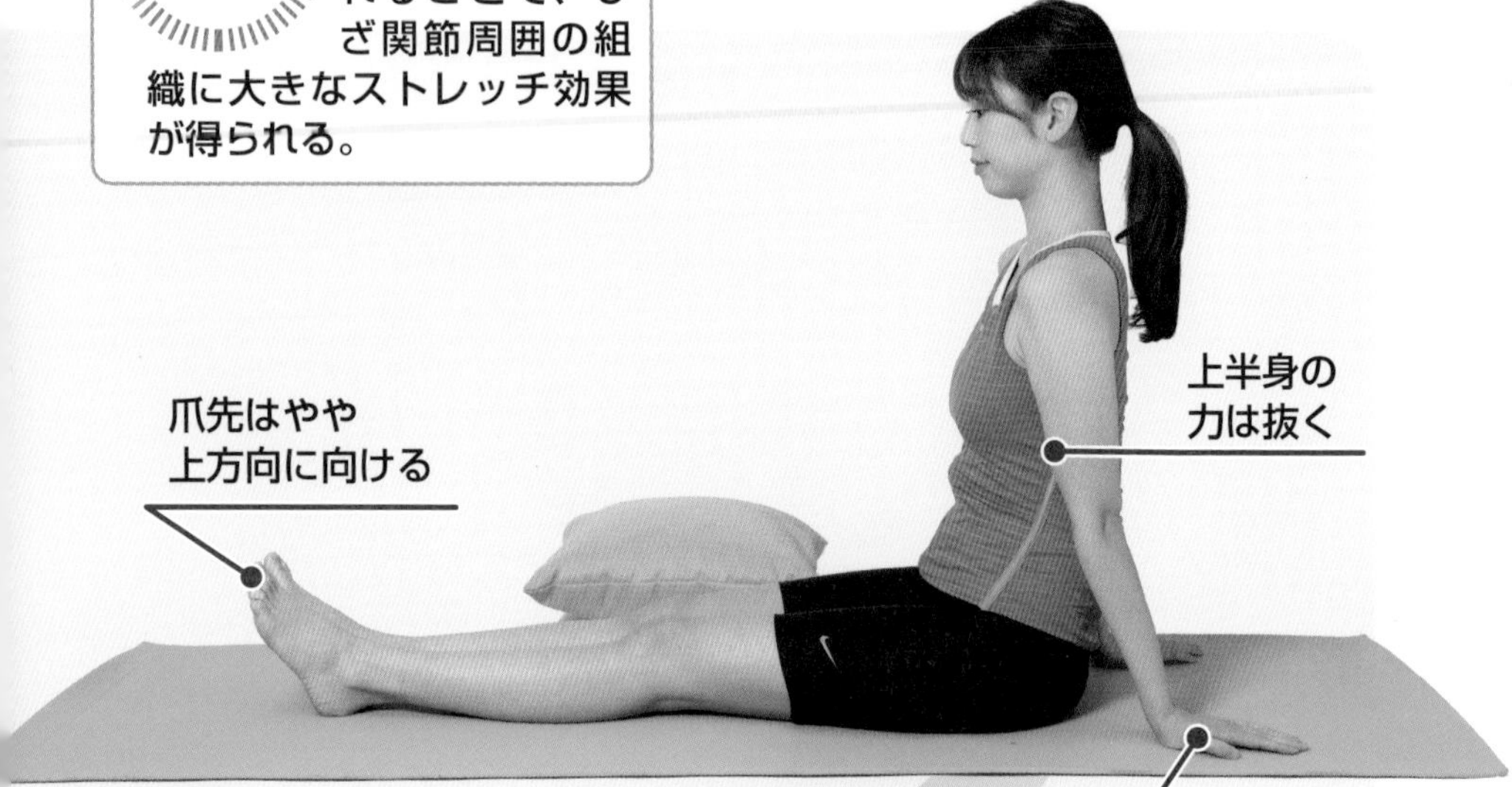

爪先はやや
上方向に向ける
上半身の
力は抜く
手は体の後ろの床につく

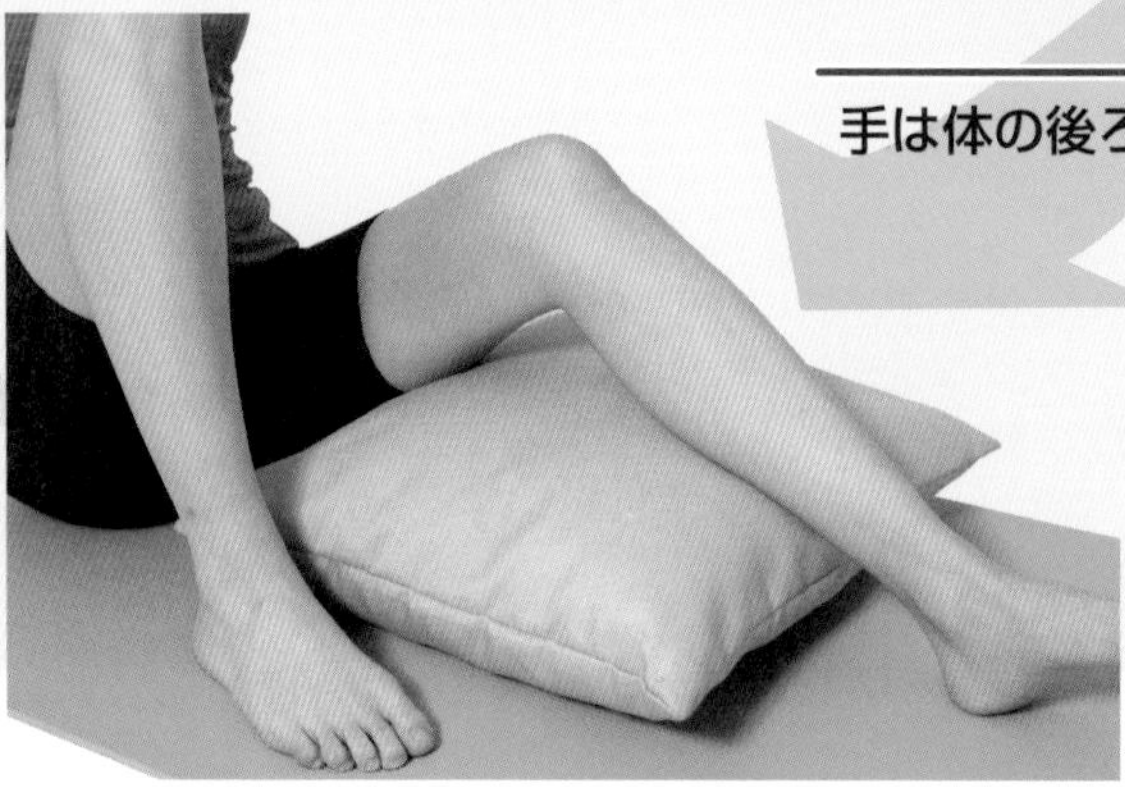

ひざの下にクッションを。
バスタオルを丸めたものを
使ってもいい

❶ 床に足を伸ばして座る。両手は体の後ろにつく。

❷ 左ひざの下にクッションを敷く。クッションの代わりに、バスタオルを折りたたんでクルクルと円筒状に丸めたものを代用してもいい。反対側の足はひざを軽く曲げて立てる。

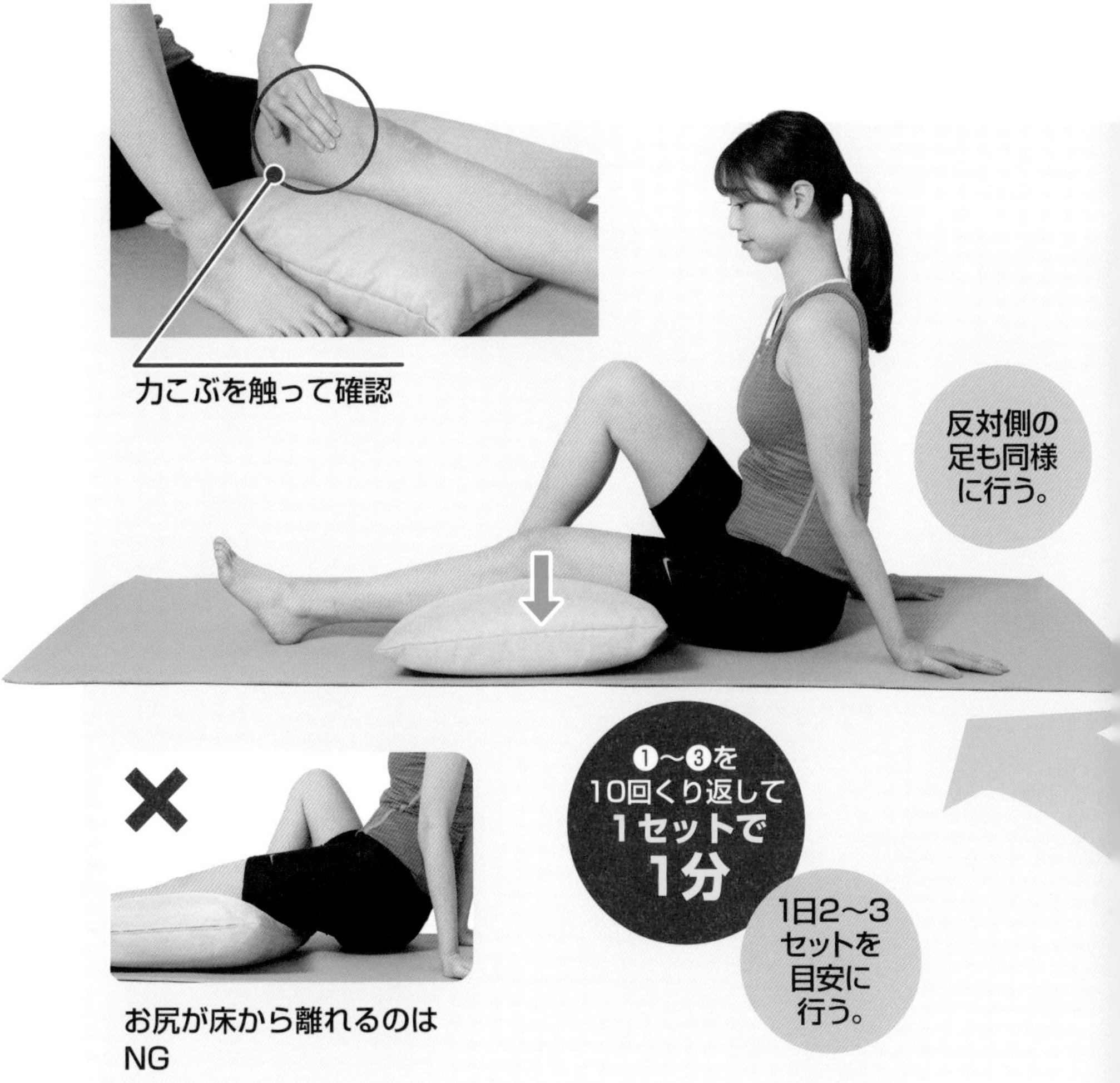
力こぶを触って確認
反対側の足も同様に行う。
✕
お尻が床から離れるのはNG
❶〜❸を10回くり返して1セットで1分
1日2〜3セットを目安に行う。

❸ 左足の太ももに力を入れながら、クッションを押しつぶすように5秒間力を入れる。そのさい、大腿四頭筋の力こぶに力が入っているか、手で触って確認するようにする。

❹ ❸を 10 回くり返す。反対側の足も同様に行う。

ひざ痛で歩けなかった女性が太もも力こぶ運動を始めたら3日で正座ができ7日後に金比羅山の階段を上れた

私が取材を受けたあるテレビ番組では、ひざ痛で正座ができないという70代の人に協力してもらい、本書で紹介した運動療法**「太もも力こぶ運動」**の効果について検証しました。

その人は、この運動を始める前は、こんなに簡単でらくにできる運動に効果があるのかと、少し疑っていたようです。

運動療法を始めてから3日後、早くも変化が現れました。ひざの痛みが減り、正座もできるようになったのです。

そして7日後には、なんと、香川県琴平町の金刀比羅宮《ことひら》の本宮まで、**785段の階段を自力で上って参拝**することができたのです。金刀比羅宮には、かご（石段かご・有料）に乗って本宮まで連れて行ってくれるサービスがあるのですが、以前はかごを使っても、痛みで途中から引き返したそうですから、大変な進歩ではないでしょうか。

痛みでうまく歩けない人必読!

第3章

有酸素運動はウォーキングが一番だが、痛みが強いときは負担なく行えるつかまり足ぶみからスタート

順天堂大学医学部
整形外科学特任教授
黒澤　尚

ひざの機能を高めて痛みを消すには有酸素運動が不可欠で、できる範囲で「歩く」のが基本

ＯＡＲＳＩ（国際関節症学会）が変形性膝《ひざ》関節症の治療法として推奨している「有酸素運動」の中でも、特に広くすすめられているのがウォーキングです。私も、ひざ痛の患者さんには私が考案した「足あげ体操」などのひざ体操とともに、適度なウォーキングを継続的に行うように指導しています。

有酸素運動を行うと血流がよくなり、ひざに酸素や栄養が十分に供給されるようになります。また、炎症の原因となる炎症性サイトカイン（細胞から分泌《ぶんぴつ》される生理活性物質）の産生が抑えられたり、抗炎症サイトカインが産生されて痛み物質を押し流したりして、痛みが引いていくのです。

ウォーキングはひざ痛の改善にはとても効果的な有酸素運動ですが、だからといって闇雲にたくさん歩けばいいというものではありません。ひざ痛の患者さんは、ひざが完璧な状態ではないため、**ひざに配慮したウォーキング**をする必要があるのです。大またで、１日１万歩も闊歩《かっぽ》する**「健康ウォーキング」**は、ひざ痛

の患者さんにはおすすめすることはできません。健康ウォーキングは、健康でひざが万全な人が体を鍛えるためのもので、ひざ痛の患者さんにとっては、ひざへの負担が大きすぎて、軟骨のすり減りが進み、炎症が悪化してしまいます。

有酸素運動はウォーキングが基本

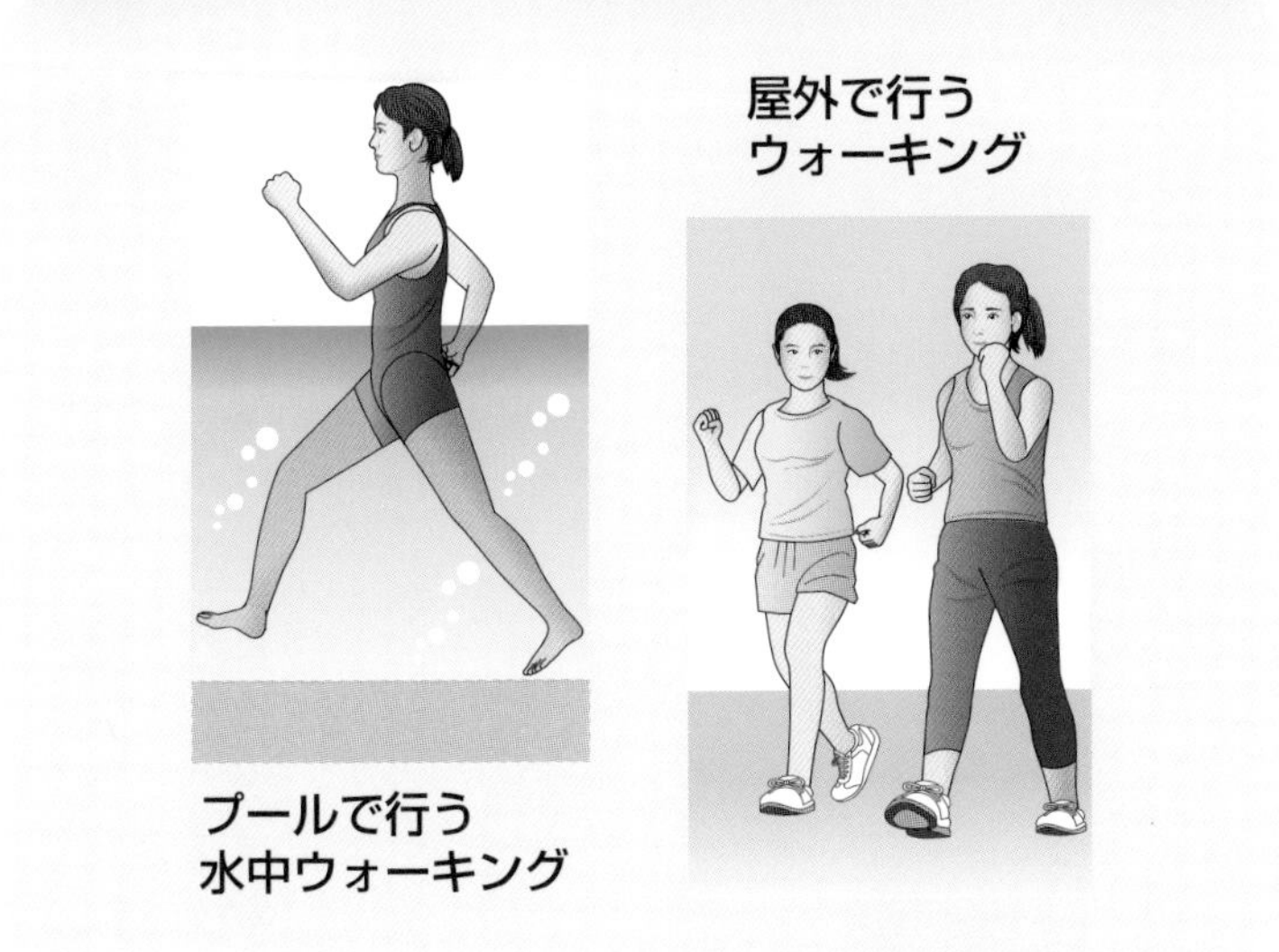
屋外で行う
ウォーキング
プールで行う
水中ウォーキング

　ひざ痛の人は、**軟骨のすり減りを防ぐため、1日の歩数を5000〜6000歩未満**に抑える必要があります。歩き方も、本人がつらさを感じない程度の歩き方でよく、ゆっくりでも、歩幅が小さくても、体が左右にゆれても、足を引きずっても問題はありません。本人が痛みを感じないでらくであればいいのです。また、プールなどに通える人には、水中ウォーキングがおすすめです。水の浮力でひざに負担がかからなくなるので、水中であればたくさん歩いても大丈夫です。

痛みが強いときは、歩く代わりに「つかまり足ぶみ」を行えば、歩行に必要な筋力や柔軟性が効率よくアップ

ウォーキングはひざ痛の改善につながるとても効果的な運動習慣ですが、だからといって、**痛みを我慢してのウォーキングは禁物**です。基本的な考えは、ひざに体重をかけること、ひざを動かすことでひざ関節の廃用性萎縮《いしゅく》を防ぎ、炎症を軽減させるというものです。ひざ関節に負担をかけて症状を悪化させてしまっては、かえって逆効果になってしまいます。

ひざ痛の人におすすめなのは**「自然なウォーキング」**です。

これは、本人の実感として、**痛みを伴わない歩き方のことです。たとえ腰が曲がっていても、歩幅が狭くヨチヨチ歩きでも、体が左右にゆれても、足を引きずっていてもかまいません。**それで痛みが現れず、少しでもらくに歩ければいいのです。

ところが、整形外科のリハビリでは「背すじを伸ばし胸を張って歩く」といった歩行指導が行われます。若くて足が丈夫な人はその歩き方でいいのですが、ひ

ざ痛の患者さんにとっては、それが正しい歩き方ということにはなりません。患者さん一人ひとりのひざ痛の症状に必ずしもマッチしていないので、リハビリでの歩行指導は参考程度にとどめてください。

ひざ痛の人が行うウォーキングでは、痛みがないということも大事ですが、歩きすぎないことも重要です。一般に、健康のためには1日1万歩がいいとされますが、ある研究では、中高年以上の人は1日8000歩を超えると、それ以上いくら歩いても健康効果に差がないことがわかっています。むしろ、毎日1万歩も歩いたら、ひざや腰などの関節を傷める原因になるので要注意です。

ひざ痛の人は、関節軟骨のすり減りを防ぐためにも、歩数を6000歩未満に抑えなければなりません。また、それ以下の歩数でも、歩いていてひざが痛くなったときは、痛みを我慢することなく、ウォーキングをやめて休みましょう。ひざの痛みが治まったら、ゆっくりと引き返し、家に戻るようにしてください。

どうしてもまだひざに不安のある人には、外を歩かなくても室内で気軽にできる**「つかまり足ぶみ」**がおすすめです。**ひざへの負担を軽くするために机（安定しているイスの背でも可）につかまり、体重を預けながら前傾姿勢で、その場で歩いているような感じで足ぶみをしましょう。**

つかまり足ぶみ

1セット1分

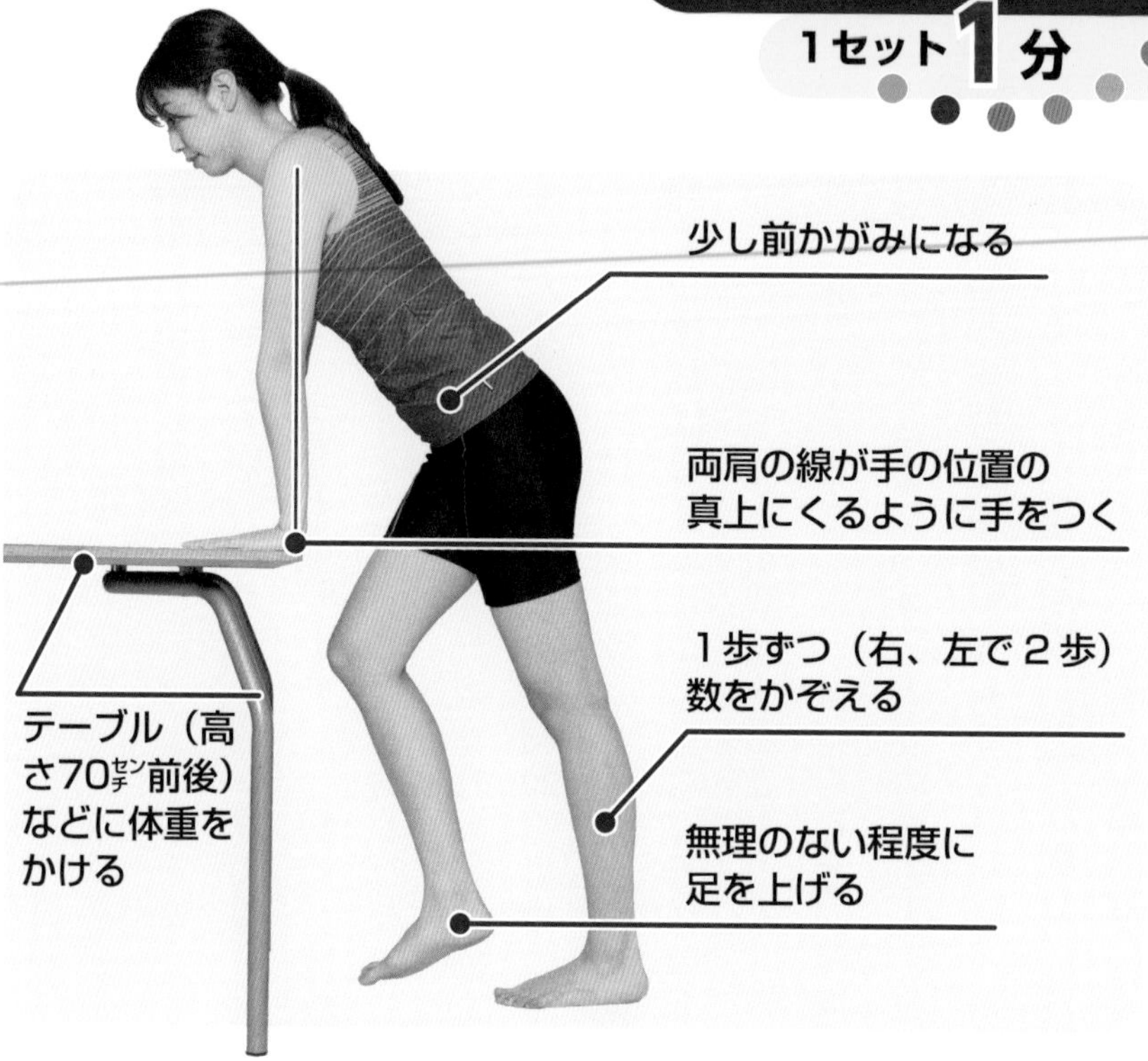
少し前かがみになる
両肩の線が手の位置の真上にくるように手をつく
1歩ずつ（右、左で2歩）数をかぞえる
無理のない程度に足を上げる
テーブル（高さ70㌢前後）などに体重をかける

1セットで
1分

1日2～3セットを目安に行う。

❶ テーブル（高さ70㌢前後が望ましい）の前に立ち、両手をテーブルにつく。手をつくさいは、両肩の線が手の位置の真上にくるように、少し前かがみの姿勢になるようにする。

❷ ❶の状態で、テーブルに体重をかけながら、無理のない程度に左右の足を交互に上げ、その場で歩いているような感じで足ぶみをする。1分間の足ぶみを1セットとし、1日2～3セットを目安に行う。

※慣れてきたら、何にもつかまらずに行う「その場足ぶみ」にチャレンジしてみよう。

痛みでうまく歩けない人必読!

つかまり足ぶみは1回1分やればよく、痛みが出なければ回数を増やし痛みなく歩けるひざ作りをめざせ

ひざ痛の治療にとても有効なウォーキングですが、痛みが残っている人や外を歩くことに不安がある人は、無理に外歩きをする必要はありません。**室内でできる「つかまり足ぶみ」をして、足の筋力を維持**するようにしましょう。1回1分を目安に行い、慣れてきたら少しずつ回数を増やします。テーブルなどにつかまらないで行う「その場足ぶみ」にもチャレンジしてみましょう。

つかまり足ぶみやその場足ぶみでひざの痛みを感じなくなったら、いよいよウォーキングです。なお、ひざ痛の人は足がこわばって歩きづらいことがありますが、ウォーキングの前につかまり足ぶみをやれば、スムーズに歩けるようになるので試してみてください。ほか、注意点

慣れたら「その場足ぶみ」

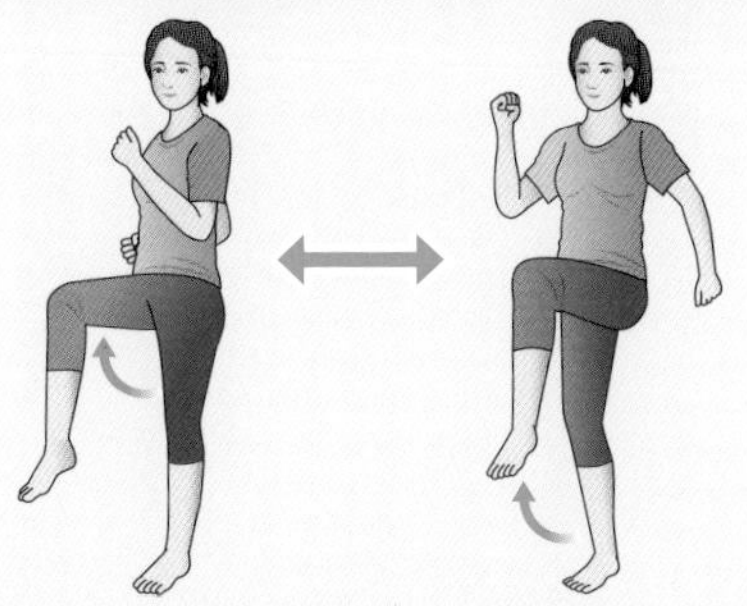

つかまり足ぶみに慣れてきたら、何にもつかまらずに行う「その場足ぶみ」にもチャレンジしてみるといい。

をいくつか紹介します。

❶歩く前後にストレッチ　中高年以上の人は、筋肉の柔軟性が衰えて硬くなっています。ウォーキングの前後に、屈伸や足ぶみなどのストレッチをしましょう。

❷シューズ　ウォーキング専用のシューズを履いてください。クッション性が高いので、ひざへの負担が軽減されます。

❸できるだけ平地を歩く　下り坂や階段はひざへの負担が大きいので、坂道、山道、石段や歩道橋はさけ、できるだけ平地を歩くようにしてください。

❹適度に水分補給を　ウォーキングを行うと、体温が上がり汗をかきます。脱水症状を予防するため水筒やペットボトルを携行し、水分補給をしてください。

❺ひざが痛くなったら中止　歩いているうちにひざが痛くなった場合は、我慢して歩かず、少し休んでから引き返してください。

❻早朝や夕方に歩く　高齢者は体温の変化を自覚しにくく、暑いと熱中症の危険性が高まります。日差しが強い昼間はさけ、涼しい時間帯に行ってください。

❼体調をチェック　「いつもより汗をかいていないか」「動悸《どうき》はないか」「疲れはたまっていないか」など常に体調に注意し、異常があるようならウォーキングはしばらく中断し、体調が回復したら、無理のない範囲で再開してください。

正座ができない末期のひざ痛がつかまり足ぶみと5000歩歩きで改善し、手術を回避できた

東京都で茶道の先生をしている白川芳美さん（74歳・仮名）は、4年ほど前、お稽古《けいこ》のために正座をしようとしたところ、両ひざに強い痛みを感じ、それ以来、正座を続けることができなくなり、教室も閉じることになりました。

整形外科を受診した結果、白川さんは変形性膝《ひざ》関節症の中期から末期と診断され、ＮＳＡＩＤｓ《エヌセイズ》（非ステロイド性抗炎症薬）と湿布薬が処方され、その日以降、リハビリと半月ごとのヒアルロン酸関節注射を受けることになりました。しかし症状はいっこうに改善せず、半年後に大きな病院に転院。そこで医師から提案されたのは、人工膝関節置換術でした。しかし、正座ができなくなるということと、骨を削る手術に不安を覚えた白川さんは、その病院から私のいる病院へといらっしゃいました。

私はまず、ひざの腫《は》れを解消するためアイスパックでひざを冷却し、ＮＳＡＩＤｓと同じ成分を含む塗り薬を処方。さらに**「足あげ体操」をはじめとするひざ**

体操を自宅で毎日行うように指導しました。

1ヵ月後、ひざの腫れは多少残ってはいるものの痛みはかなり軽減し、杖《つえ》なしで歩けるほどになりました。そこで、白川さんはウォーキングも行うようにしました。

まず、1日1分の「つかまり足ぶみ」から始めました。最初は足がこわばって思うように動けませんでしたが、徐々に痛みなく足を動かせるようになってきました。

1週間後、つかまり足ぶみに加え、1日5000歩未満のウォーキングを始めました。歩きすぎないように注意して続けた結果、3ヵ月後にはひざの腫れも引き、痛みも大幅に改善して大腿《だいたい》四頭筋の肉づきもよくなりました。半年後には、両ひざの可動域は145度まで回復し、正座イスを使用すれば畳の上に座れるまでになり、茶道の指導を再開できたそうです。

白川さんはその後も来院されていますが、足あげ体操とつかまり足ぶみを継続しているせいか、**ひざ関節の変形はほぼ進行していません。**今ではひざの曲げ伸ばしに不自由はなく、畳の上に座っても、ひざ痛は起こらなくなったということです。

ひざが曲がらない人、ひざが伸び切らない人必読！

第4章

可動域拡大はひざを温めながら曲げ伸ばしすれば無理なくでき、入浴しながら行う1分じわじわ屈伸で曲げ伸ばす角度が日に日に拡大

順天堂大学医学部整形外科学特任教授
黒澤　尚

ひざ痛の人はひざの曲げ伸ばしをさけることでひざがこわばり痛みが増すため、ストレッチで可動域を広げよ

変形性膝《ひざ》関節症が進行すると、ひざの曲がりが悪くなります。痛みでひざが十分に曲げられないので、正座やしゃがみ込むときに苦労します。

変形性膝関節症でひざが曲がらなくなるのは、ひざ関節周囲の靱帯《じんたい》（骨と骨をつなぐ丈夫な線維組織）・関節包《ほう》、大腿《だいたい》四頭筋といった軟部組織が縮んでしまうからです（拘縮《こうしゅく》という）。

ひざ関節周囲の軟部組織が縮むと、ひざを曲げようとするときに抵抗がかかるため、ひざの可動域（動かせる範囲）が狭くなります。

いったん拘縮したひざ関節周囲の軟部組織は、なかなか柔軟になりません。とはいえ、**ひざの痛みのために安静にして、できるだけひざを使わない生活を続けていると、ひざの可動域はますます狭まってしまい、ひざが曲がらなくなってしまいます。**

そこで、変形性膝関節症の人は、ひざを曲げるストレッチを行って、ひざ関節

の可動域を広げることが大切です。ＯＡＲＳＩ（国際関節症学会）の勧告でも、ひざ関節の可動域拡大訓練が重要視されています。

しかしながら、患者さんの多くはひざを曲げると痛みが出るので、なかなかストレッチを続けることができません。そのため、無理をしない範囲で、痛みが出ないように行う必要があります。

私が患者さんに指導しているのは、**入浴中に行う「じわじわ屈伸」**です。じわじわ屈伸は、お風呂の温熱効果を取り入れたひざ体操の一種で、温めながらひざの曲げ伸ばしができるばかりか、お湯の浮力でひざへの負担が軽減されるので、無理なく可動域を広げることができるのです。

ひざの可動域

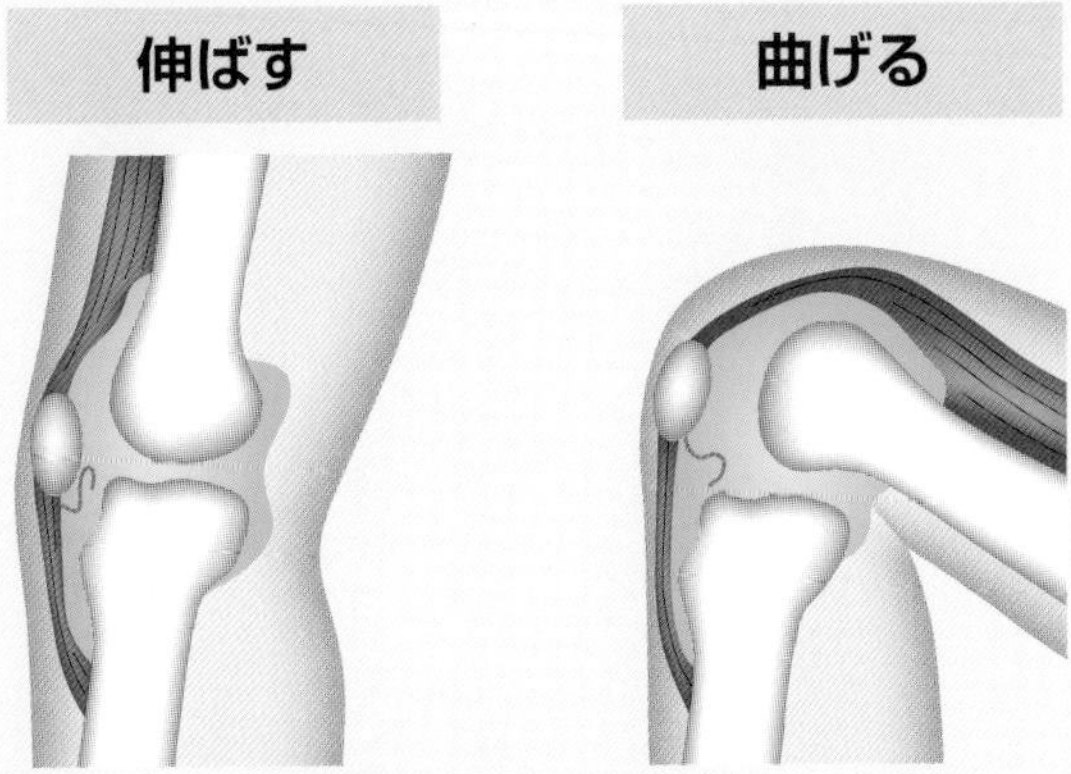

ひざは、曲げるか伸ばすかの一平面上で動き、曲がる角度は、正座時で150度前後、しゃがんだときが120度前後、歩行時は60度前後とされている。

ひざのこわばり取りには温めるのも有効で、温熱でひざの痛みを和らげる「1分じわじわ屈伸」で一石二鳥

筋肉や靭帯《じんたい》（骨と骨をつなぐ丈夫な線維組織）の拘縮《こうしゅく》（硬くこわばること）を取って、ひざの可動域を広げるのに大変有効です。

入浴時に、ひざが十分温まったところで行う「じわじわ屈伸」は、ひざ周囲の

整形外科で行う保存療法の一つに、患部を温める「温熱療法」があります。患部を温めることで、筋肉や靭帯の緊張がほぐれて可動域が広がりやすくなります。また、血流がよくなることで、痛みのもととなる発痛物質の除去を促して、痛みが軽くなります。

じわじわ屈伸には、❶軽症の場合と❷重症の場合の2パターンがあります。ひざ裏とお尻《しり》の間がこぶし1～2個までひざが曲がる人は軽症の人向けのパターン、ひざを90度（直角）程度までしか曲げられない人は重症の人向けのパターンを行います。入浴しながらの運動は、体温の上昇でのぼせることがあるので、じわじわ屈伸は2回くり返すだけにしてください。

じわじわ屈伸❶

1セット1分

●軽症の人向け

ひざ裏とお尻の間が握りこぶし
1～2個分まで曲がる人向け

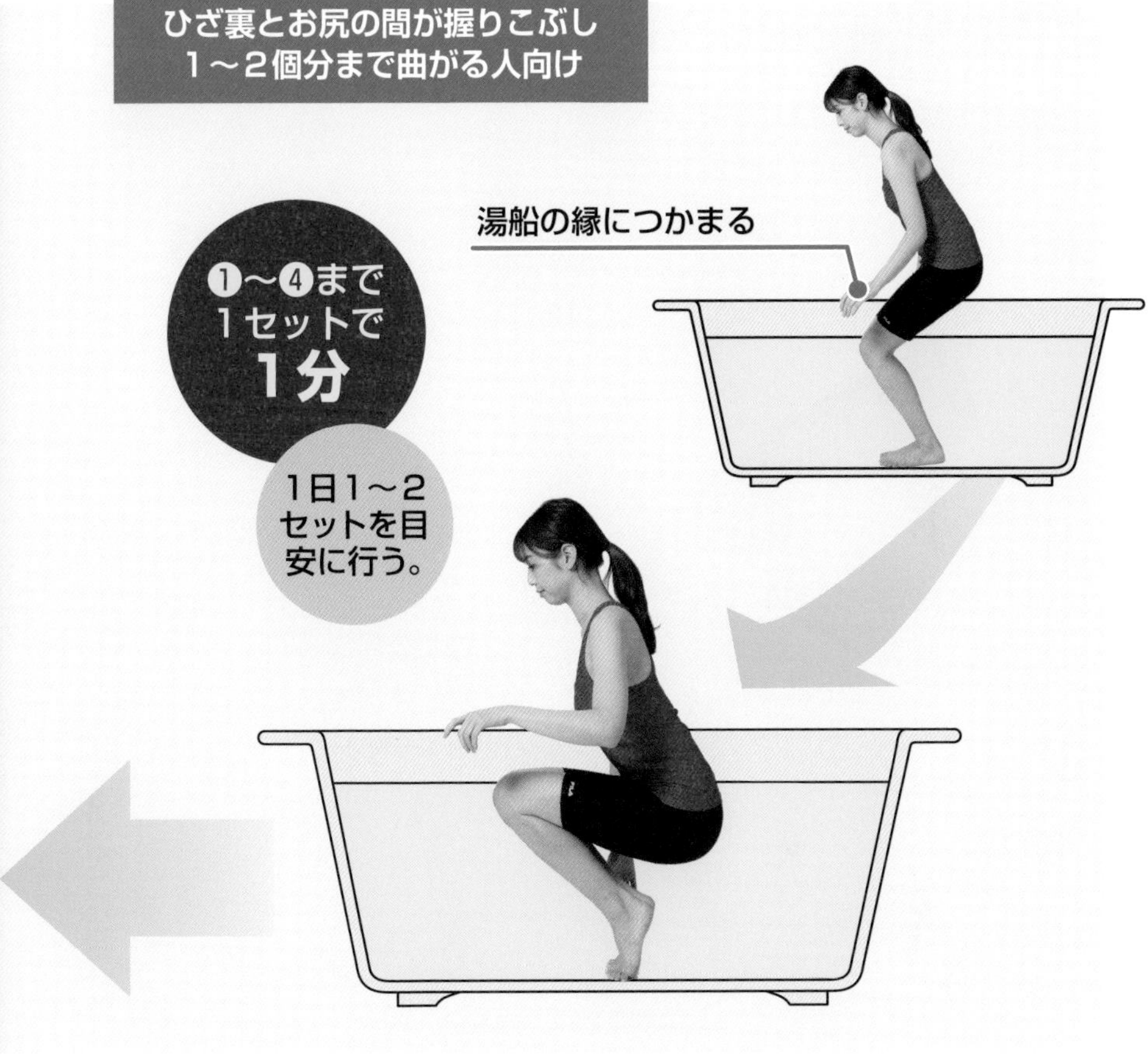
湯船の縁につかまる
❶～❹まで
1セットで
1分
1日1～2
セットを目
安に行う。

❶ 浴槽でお湯につかり、よく温まってから浴槽の縁を両手でつかんで、ひざを徐々に深く曲げていく。

❷ 痛くない範囲までひざを深く曲げ、両手で浴槽の縁をつかんだまま、ゆっくりと10まで数える。痛むことなく正座ができる人は、正座をしてもいい。

体操の効果 温熱効果でひざを無理なく曲げ伸ばしできるため、狭くなったひざの可動域を広げるのに役立つ。

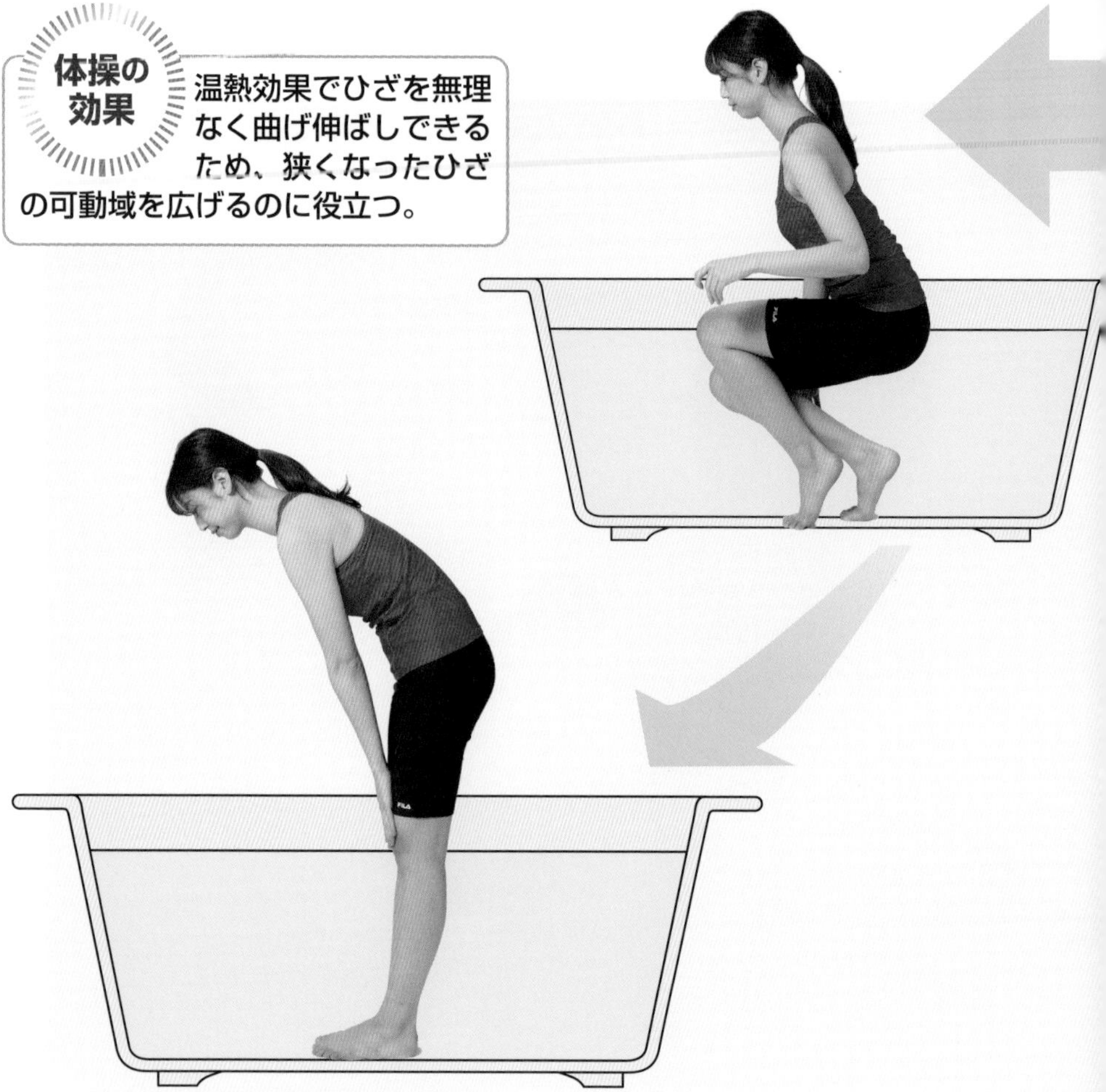

❸ 浴槽の縁に手をかけ、なるべく体重がひざにかからないようにしながら、ゆっくりと立ち上がる。

❹ ひざに両手を当て、ひざがなるべく伸び切るまで（無理はしないこと）、両手でひざを10回押す。

じわじわ屈伸❷

1セット1分

●重症の人向け

ひざが90度（直角）程度までしか曲げられない人向け

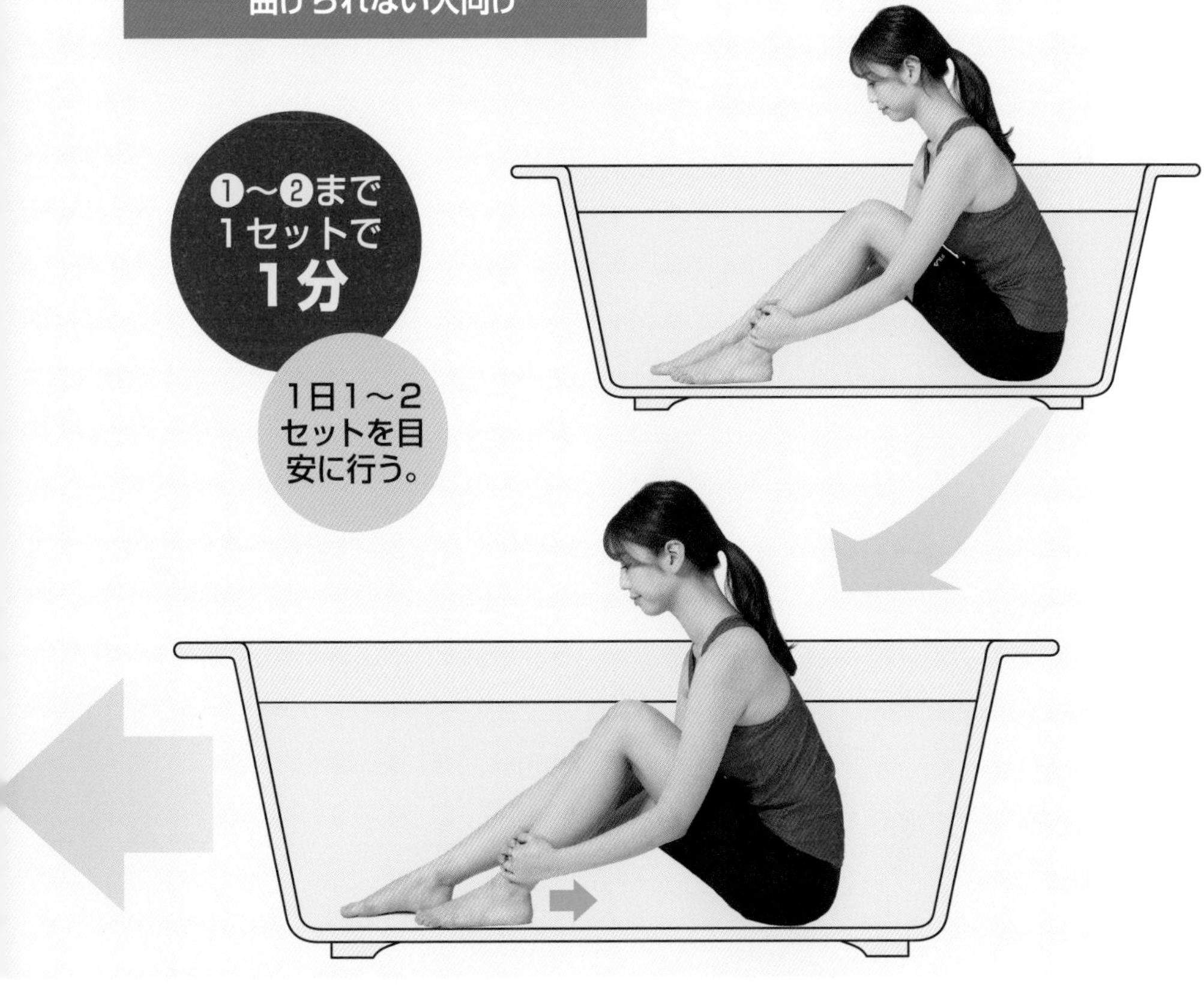
❶～❷まで
1セットで
1分
1日1～2
セットを目
安に行う。

❶ 浴槽でお湯につかり、よく温まってから両手で片方の足首をつかむ。

❷ 痛くない範囲まで、両手で足首を体側に引き寄せ、その状態のままゆっくりと10まで数える。反対側の足も同様に行う。

じわじわ屈伸❷

体操の効果 温熱効果でひざを無理なく曲げ伸ばしできるため、狭くなったひざの可動域を広げるのに役立つ。

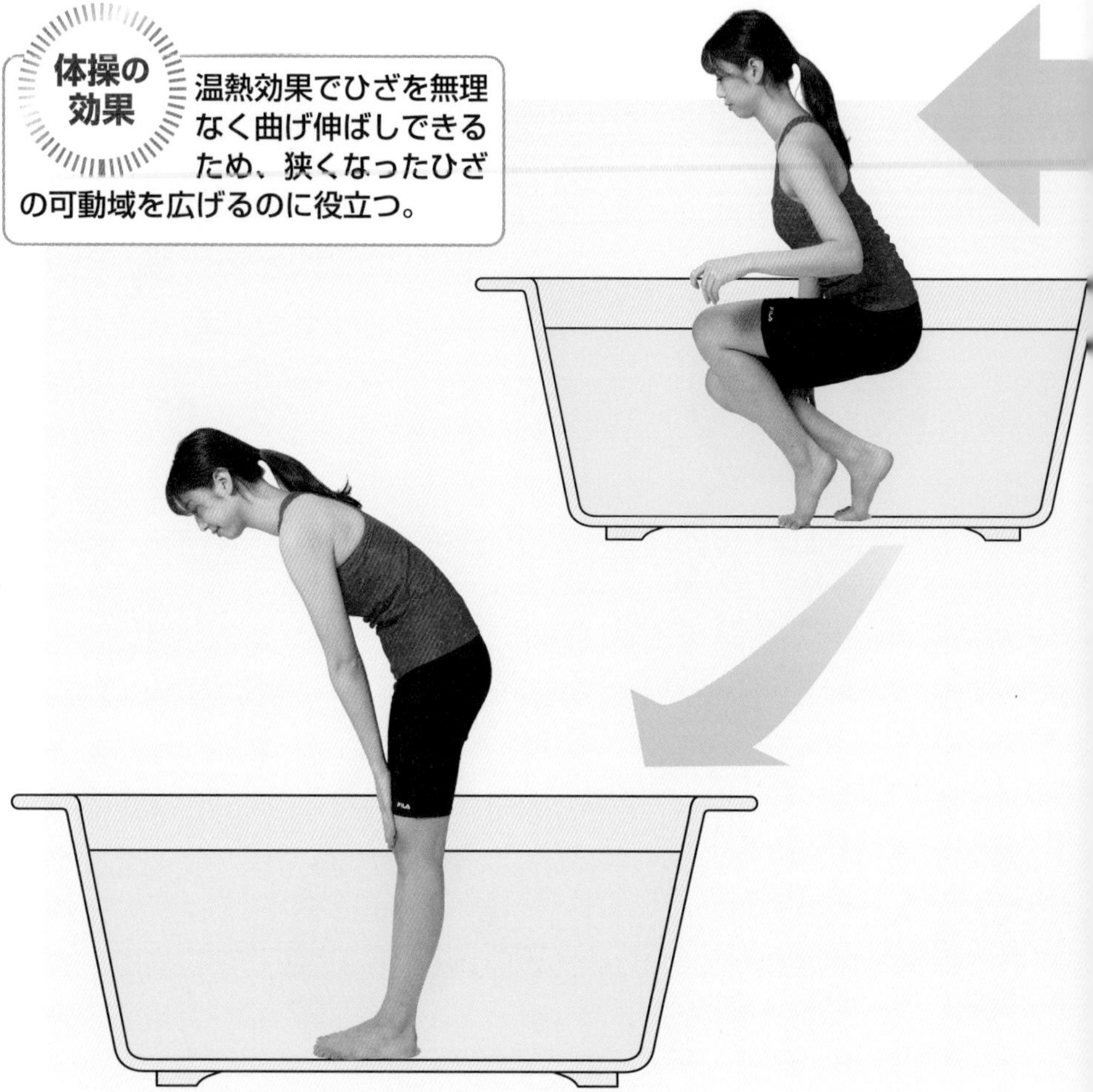

❸ 浴槽の縁に手をかけ、なるべく体重がひざにかからないようにしながら、ゆっくりと立ち上がる。

❹ ひざに両手を当て、ひざがなるべく伸び切るまで（無理はしないこと）、両手でひざを10回押す。

最新研究で続々判明！ 最新医学が見つけたひざ痛の即効ケア
ひざのお皿の下が痛む人必読！

第5章

なかなかよくならないひざ痛に新原因が見つかり米国大学も注目！お皿の下に現れる膝蓋下脂肪体をほぐす即効ケアお皿ゆらし

千葉大学大学院
医学研究院特任教授
渡辺淳也

ひざのお皿の下の痛みは痛みを敏感に感じ取る脂肪の塊「膝蓋下脂肪体」が原因と最新研究でわかった

ひざ痛を訴える患者さんの**9割以上が、ひざ関節が変形して起こる変形性膝《ひざ》関節症**で占められています。

変形性膝関節症は、ひざ軟骨のすり減りによって関節が変形して起こる病気です。とはいえ、変形性膝関節症によるひざの痛みは、ひざ軟骨がすり減って傷つき、互いに摩擦し合うことで起きるわけではないのです。

実は**ひざ軟骨には痛みを感じる神経が全く通っていない**ため、ひざ軟骨そのものが痛みを発しているというわけではありません。つまり、軟骨がすり減るだけでは、痛みを感じることはないのです。

変形性膝関節症によるひざの痛みの多くは、**ひざ関節を覆う関節包《ほう》の内側（滑膜）の炎症が原因**で起こります。ひざ軟骨や半月板がすり減ったり傷ついたりすると、微細な摩耗《まもう》粉が発生し、滑膜を刺激します。そうすると、滑膜から「炎症性サイトカイン」という生理活性物質が分泌《ぶんぴつ》されて炎症（滑膜炎）が起こり、痛

膝蓋下脂肪体とは

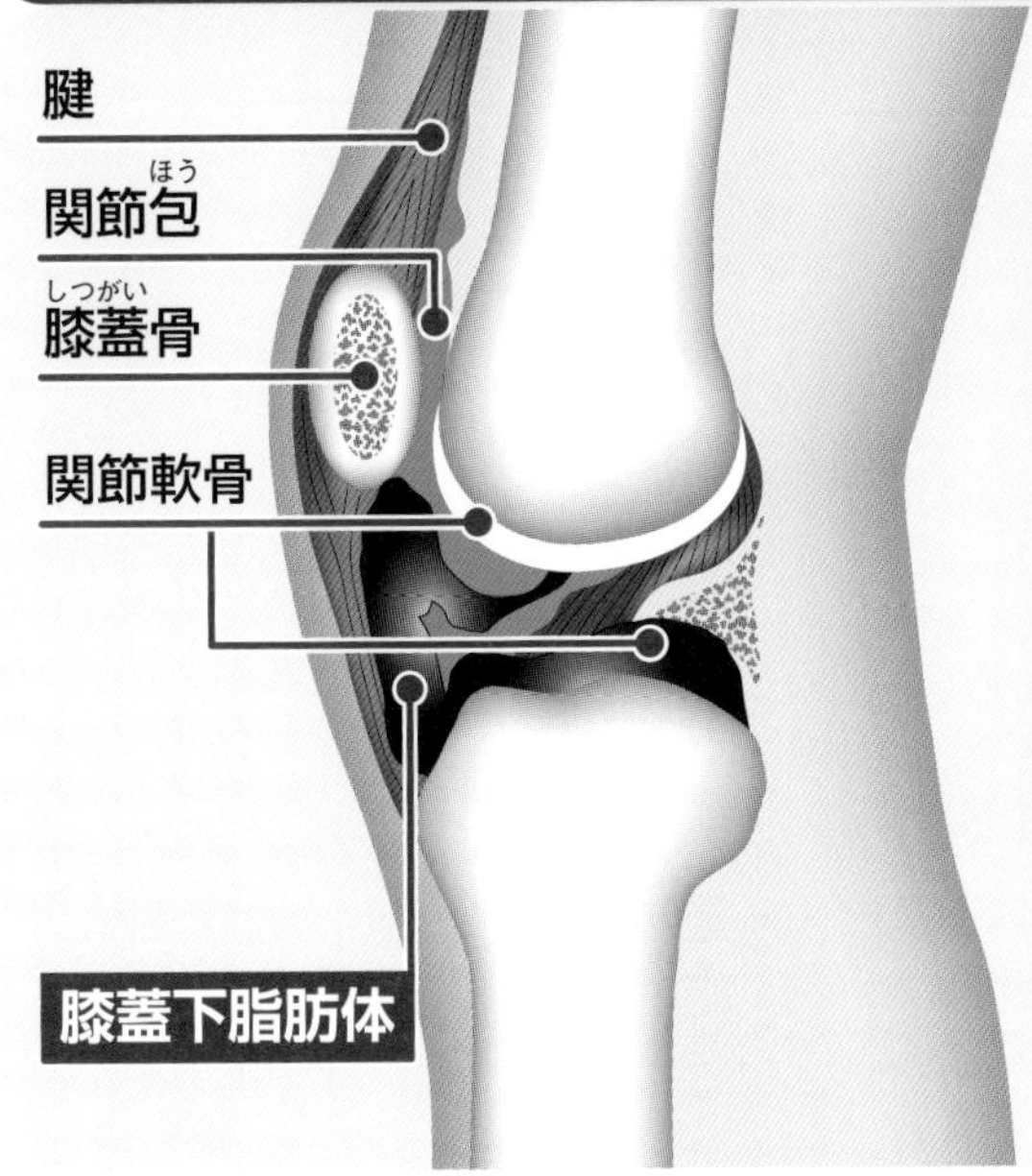

膝蓋下脂肪体《しつがいか》は、膝蓋骨（ひざのお皿・ひざ小僧）の下にある脂肪組織で、周囲を膜で囲まれたとても柔らかい組織。

膝蓋下脂肪体には多くの神経組織が通っていて、痛みを敏感に感じ取り、ひざ痛を起こしているということが、最近の研究によりわかってきた。

みが現れるのです。

そんな中、最近になって、滑膜炎のほかにも、ひざ痛に関与している組織があることがわかり、注目を集めています。それが**「膝蓋下《しつがいか》脂肪体」**です。

膝蓋下脂肪体は、その名前のとおり、膝蓋骨（ひざのお皿・ひざ小僧）の下にある脂肪組織のことで、とても柔らかい組織です。

この組織には小さな血管が走り、多くの神経が通っているのですが、この膝蓋下脂肪体が痛みを敏感に感じ取り、ひざ痛を起こしているということが、最近の研究によりわかってきたのです。※

※ Dye.S et al：Conscious neurosensory mapping of the internal structures of the human knee without intra articular anesthesia. Am J SportsMed,26:773-777,1998.

膝蓋下脂肪体の研究は、世界中で数多く行われています。中でも、米国スタンフォード大学のジェイソン・ドラグー博士らは、２０１２年以降、膝蓋下脂肪体の機能や痛みのメカニズムについて多くの研究成果を発表し、**膝蓋下脂肪体がひざ痛の原因**であることが広く知られるようになりました。

膝蓋下脂肪体は膝蓋骨と大腿《だいたい》骨、脛《けい》骨のすきまを埋めるように存在し、膝蓋骨と大腿骨の間のクッションとなり、ひざにかかる衝撃を和らげる役目をします。

膝蓋下脂肪体のMRI画像

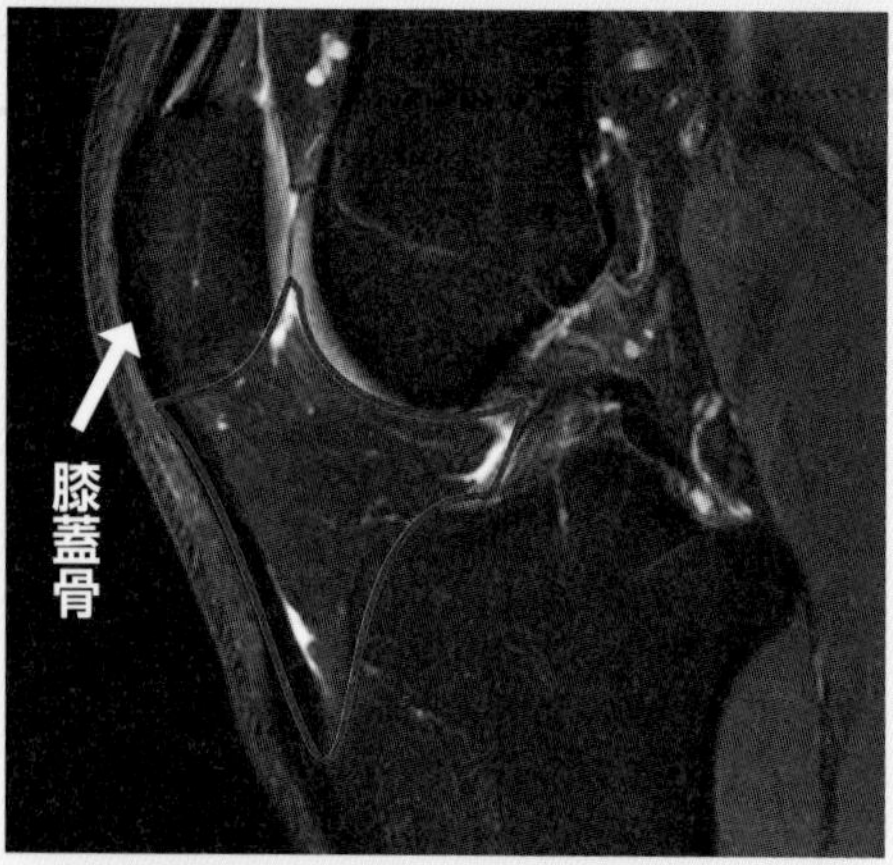

正常な膝蓋下脂肪体のＭＲＩ（磁気共鳴断層撮影）画像（赤線で囲んだ部分）。膝蓋下脂肪体の状態はMRI検査やエコー（超音波）検査で確認することができる。

また、ドラグー博士らの研究によると、膝蓋下脂肪体には、**ひざ関節への負荷や力学的ストレスに対する修復細胞を貯蔵する機能**があるのではと推測されているそうです。

ひざ関節が炎症を起こすと、膝蓋下脂肪体もその影響を受けて腫《は》れ、体積が大きくなります。

膝蓋下脂肪体には無数の神経が

通っていて、ひざ関節の中で最も疼痛《とうつう》を感じる部位であることがわかっています。

ひざ関節が炎症を起こして、その影響で膝蓋下脂肪体が腫れると、**膝蓋下脂肪体の神経を介して、ひざに強い痛みを感じる**ことになります。なお、炎症が治まると膝蓋下脂肪体の体積も小さくなり、痛みも治まります。

このように、膝蓋下脂肪体が直接炎症を起こして痛むというよりは、ひざ関節の炎症が膝蓋下脂肪体に関与して痛みを起こしているという考えが、最近の主流です。

膝蓋下脂肪体自体が炎症を起こして痛みが発生するという考え方もありますが、その場合でも、膝蓋下脂肪体自体に問題があって炎症を起こしているというよりは、周囲の炎症が影響した結果と考えるべきでしょう。

膝蓋下脂肪体のようすはＭＲＩ（磁気共鳴断層撮影）やエコー（超音波）検査で確認でき、炎症が起きている場合や線維化（次の記事を参照）している場合などは、画像を見ることでわかります。膝蓋下脂肪体についてはまだわかっていないことも多いのですが、これからさらに研究が進むことで、ひざ痛の改善に効果的な治療法が見つかることが期待されています。

膝蓋下脂肪体は炎症が長引くと線維化して硬くなり、痛みを伝える神経を増やしてひざ痛を招く

ひざのお皿の下にある膝蓋下脂肪体《しつがいかしぼうたい》は、神経が通っていないひざ軟骨と異なり、多くの神経が通っている組織です。

ひざ関節が炎症を起こすと、膝蓋下脂肪体はこれに影響を受けて腫《は》れ、痛みを発します。そして、ひざ関節の炎症が鎮まれば、膝蓋下脂肪体の腫れももとに戻り、痛みも治まります。

ところが、ひざ関節の炎症が1～3年と長期的に続くことがあります。そうした場合、本来は柔らかくてプルプルしている膝蓋下脂肪体が線維化して硬くなってしまうことがあります。

そうなると**線維化した組織は靱帯《じんたい》（骨と骨をつなぐ丈夫な線維組織）や筋肉と癒着《ゆちゃく》**してしまい、衝撃を和らげるクッションとしての役目を果たせなくなり、ひざの曲げ伸ばしがスムーズにいかなくなるため、痛みを感じるようになってしまうのです。

さらに、膝蓋下脂肪体が線維化すると、もう一つ問題が起こります。それは、痛みを伝える神経が増えてしまうことです。

膝蓋下脂肪体が線維化して硬くなると、「血管新生」が起こります。血管新生とは、もともとある血管から新たに血管が伸びていき、新たな血管網を作る現象です。

実は、人間の体は、血管が新しく作られると、神経線維が血管に沿って伸びていくというしくみがあります。

つまり、血管が増えるために神経もいっしょになって増え、この**余計に増えた神経から痛みの信号が脳に送られることで、ひざ痛が増幅して感じられる**というわけです。

ただし、新しくできた神経はもとの神経よりは機能が劣るため、ズキンという痛みより、いやな痛み、モヤモヤした鈍い痛みを感じることが多いようです。この新しくできた神経が痛みを感じつづけることで、脊髄《せきずい》や脳が痛みを覚えてしまい、常に痛みを感じるようになってしまうのです。

こうした膝蓋下脂肪体によるひざ痛の治療法としては、痛みを遮断《しゃだん》する「ブロック注射」が行われることが多いようです。

膝蓋下脂肪体の変化

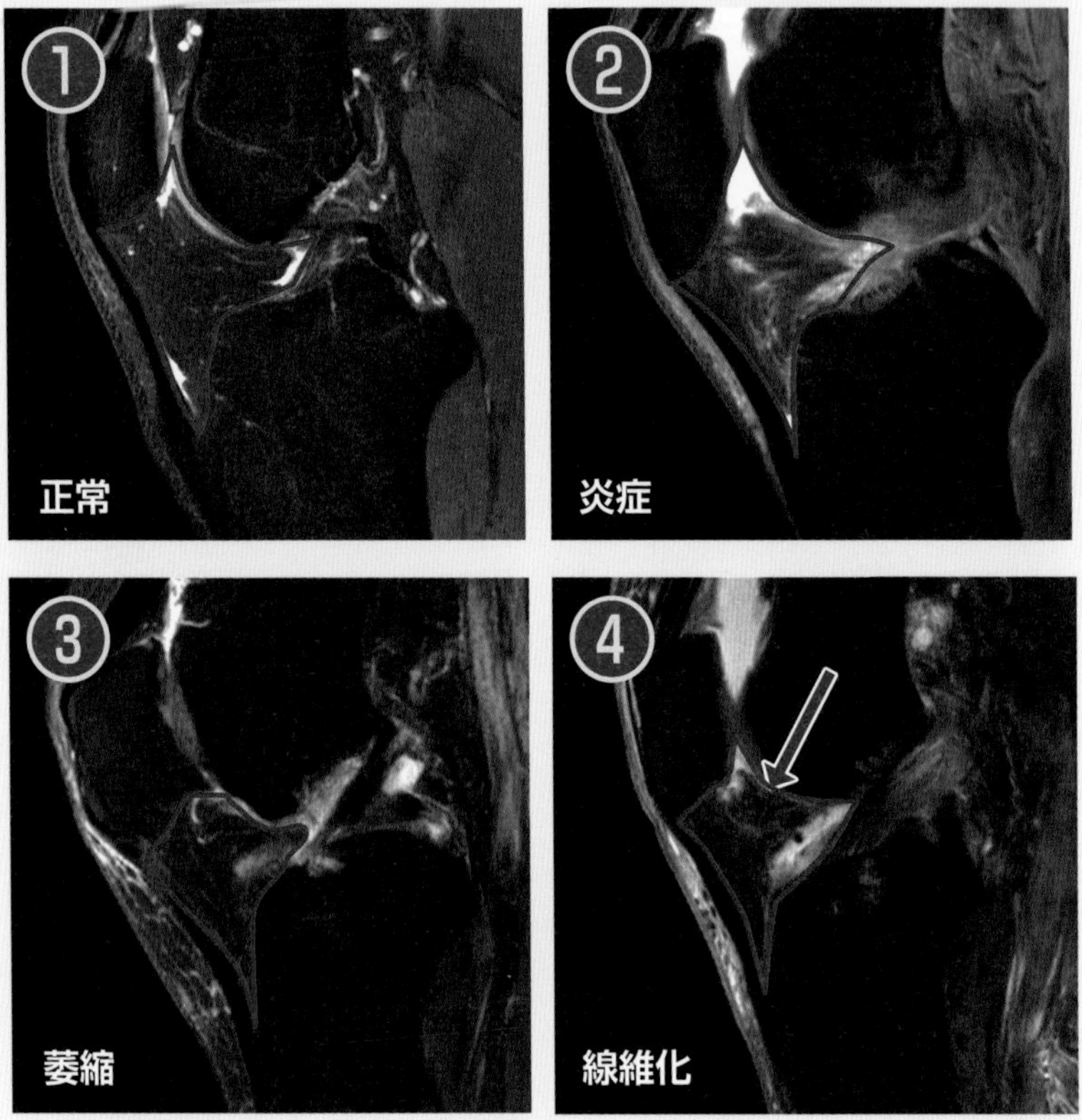

正常な膝蓋《しつがい》下脂肪体（写真❶）。均一で大きな膝蓋下脂肪体（赤線で囲んだ部分。以下同）が認められる。炎症を起こした状態（写真❷）では、一部、液体の貯留を示す部分（白い部分）が認められる。萎縮を起こした状態（写真❸）では、膝蓋下脂肪体全体が小さくなっている。線維化を起こした状態（写真❹）では、赤い矢印の部分が黒く粗い線維に置き換わっている。

ひざのお皿の下が痛む人必読！

あなたのひざ痛の原因が膝蓋下脂肪体にあるかどうか自分でわかる簡単チェック「膝蓋腱押し」

膝蓋下脂肪体《しつがいか》は、誰のひざ関節にも存在する組織です。本来は、軽度の粘性がある柔らかい組織です。ところが、ひざ関節の炎症が長期化すると、膝蓋下脂肪体の組織は線維化して柔軟性を失い、異常な神経線維を増やして痛みを発するようになります。近年、この膝蓋下脂肪体による痛みが、ひざ痛の新たな原因として注目を集めているのです。

膝蓋下脂肪体が線維化する原因としては、次のようなものが考えられます。

❶**ひざの障害**　半月板損傷、変形性膝《ひざ》関節症、ひざの手術など。

❷**肥満**　体重の増加により、ひざにかかる負荷が大きくなる。

❸**歩きすぎ走りすぎ、運動による過負荷**　過度な運動はひざへの負荷となる。運動不足も膝蓋下脂肪体には悪影響。

❹**加齢**　加齢も膝蓋下脂肪体の線維化の要因となる。

❺**無理な姿勢・動作**　不適切な姿勢や動作が過剰なストレスになる。

❻打撲などの外傷　ひざに強い衝撃を受けるなどした場合。

では、膝蓋下脂肪体の状態をチェックする方法を83ページで紹介します。簡単なチェック法なので、ぜひやってみましょう。

膝蓋下脂肪体のチェック法「膝蓋腱《けん》押し」は、その名のとおり、膝蓋骨（ひざのお皿）と脛《けい》骨（すねの骨）をつなぐ膝蓋腱を指で押す方法です。

膝蓋下脂肪体は、大腿《だいたい》骨、脛骨、膝蓋骨、膝蓋腱に囲まれるような形で存在しています。膝蓋下脂肪体は膝蓋腱の直下に厚く存在しているため、膝蓋腱を押すと、その両側にプクッと柔らかく盛り上がるのです。

ただし、柔らかく盛り上がるのは、膝蓋下脂肪体が正常で若々しい状態の場合です。**膝蓋下脂肪体が線維化していると、膝蓋腱を押しても盛り上がらなかったり、痛みを感じたりすることがあります。こうした場合は、膝蓋下脂肪体がひざ痛の重大な原因になっている可能性があります**（人により異なりますので、あくまでも可能性の範囲でお考えください）。

膝蓋腱押しは、ひざのお皿を押すのではなく、膝蓋腱を押すのがポイントです。ひざを伸ばした状態でお皿を押すと、膝蓋腱のあたりが盛り上がりますが、これは関節にたまっている水が盛り上がったのであって、この盛り上がりが膝蓋下脂肪体ということではありません。

このチェック法で、ひざ痛の原因が膝蓋下脂肪体である可能性が高い人は、84ページで紹介する**「ひざのお皿ゆらし」**をぜひ試してみてください。

膝蓋下脂肪体チェック法「膝蓋腱押し」

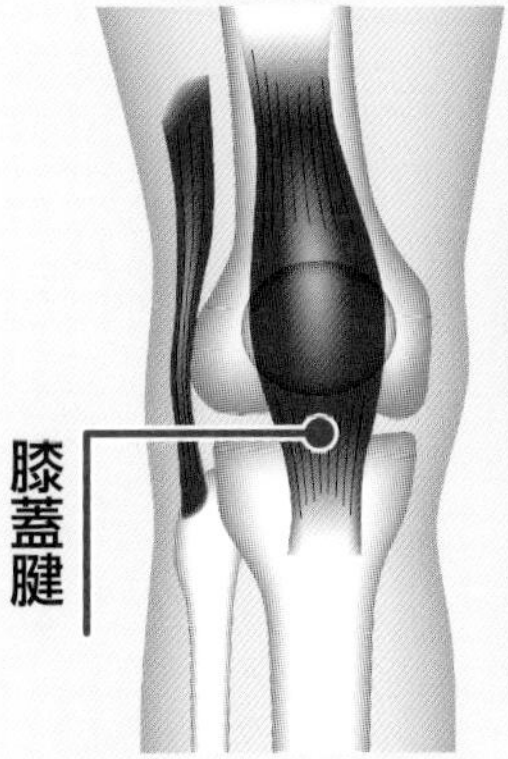

膝蓋腱とは

膝蓋腱は、ひざのお皿（膝蓋骨）のすぐ下にあり、膝蓋骨と脛骨（すねの骨）をつなぐ腱のこと。ひざ立ち（ひざをついて太ももから上で立つ状態）をしたさいに地面に強く当たる場所。

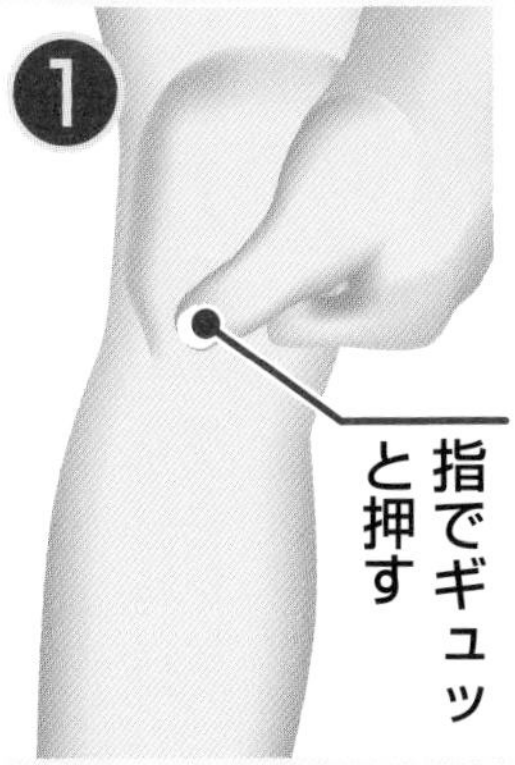

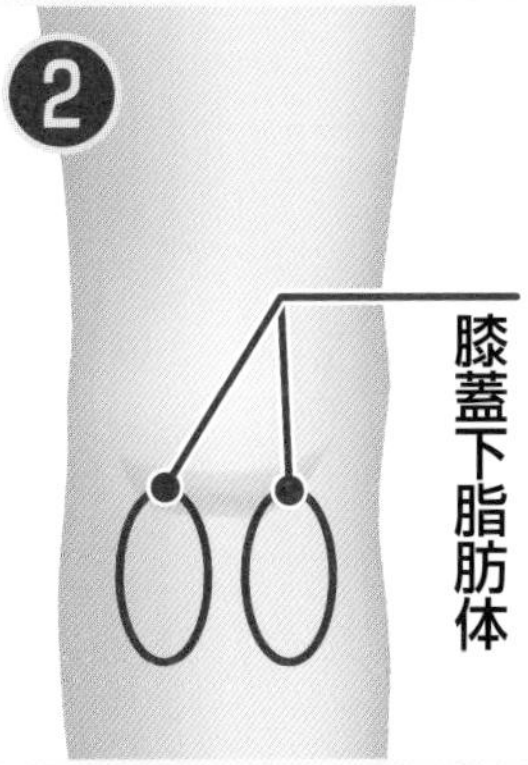

1. ひざをまっすぐ伸ばした状態で、膝蓋腱を指でギュッと押す。ひざのお皿ではなく、お皿の下を押すのがポイント。

2. 膝蓋腱の横に盛り上がるコブが膝蓋下脂肪体。健康な状態では柔らかいが、硬かったり痛みを感じたりした場合は「お皿ゆらし」でほぐすといい。

膝蓋下脂肪体を柔らかくすれば痛みはその場で和らぎ ひざのお皿を上下左右に動かす「お皿ゆらし」が有効

線維化が起こり、硬くなった膝蓋下《しつがいか》脂肪体を柔らかくして、靱帯《じんたい》（骨と骨をつなぐ丈夫な線維組織）や筋肉との癒着《ゆちゃく》を取るには、**「ひざのお皿ゆらし」**が有効です。膝蓋下脂肪体が本来の柔らかさを取り戻し、癒着が取れて流動性を取り戻せば、ひざ痛はかなり改善されると思われます。

ひざのお皿ゆらしは、膝蓋下脂肪体をゆさぶり、ひざのお皿の動きをよくする方法です。やればその場で痛みが和らぎ、ひざがよく曲げ伸ばしできるようになるのを実感できるはずです。膝蓋下脂肪体の柔らかさと流動性を取り戻すことができれば、ひざの痛みはかなり軽減されるでしょう。また、ひざのお皿ゆらしの前に**「ひざ伸ばし」と「ひざ曲げ」も行って、ひざがスムーズに動くようにストレッチ**を行うといいでしょう。

なお、ひざのお皿ゆらしをするとき、強い力をかけることは厳禁です。膝蓋下脂肪体に余分な負荷を与えないように注意してください。

ひざ伸ばし

1セット1分

❶～❸まで1セットで1分

1日2～3セットを目安に行う。

左右同じように行う。

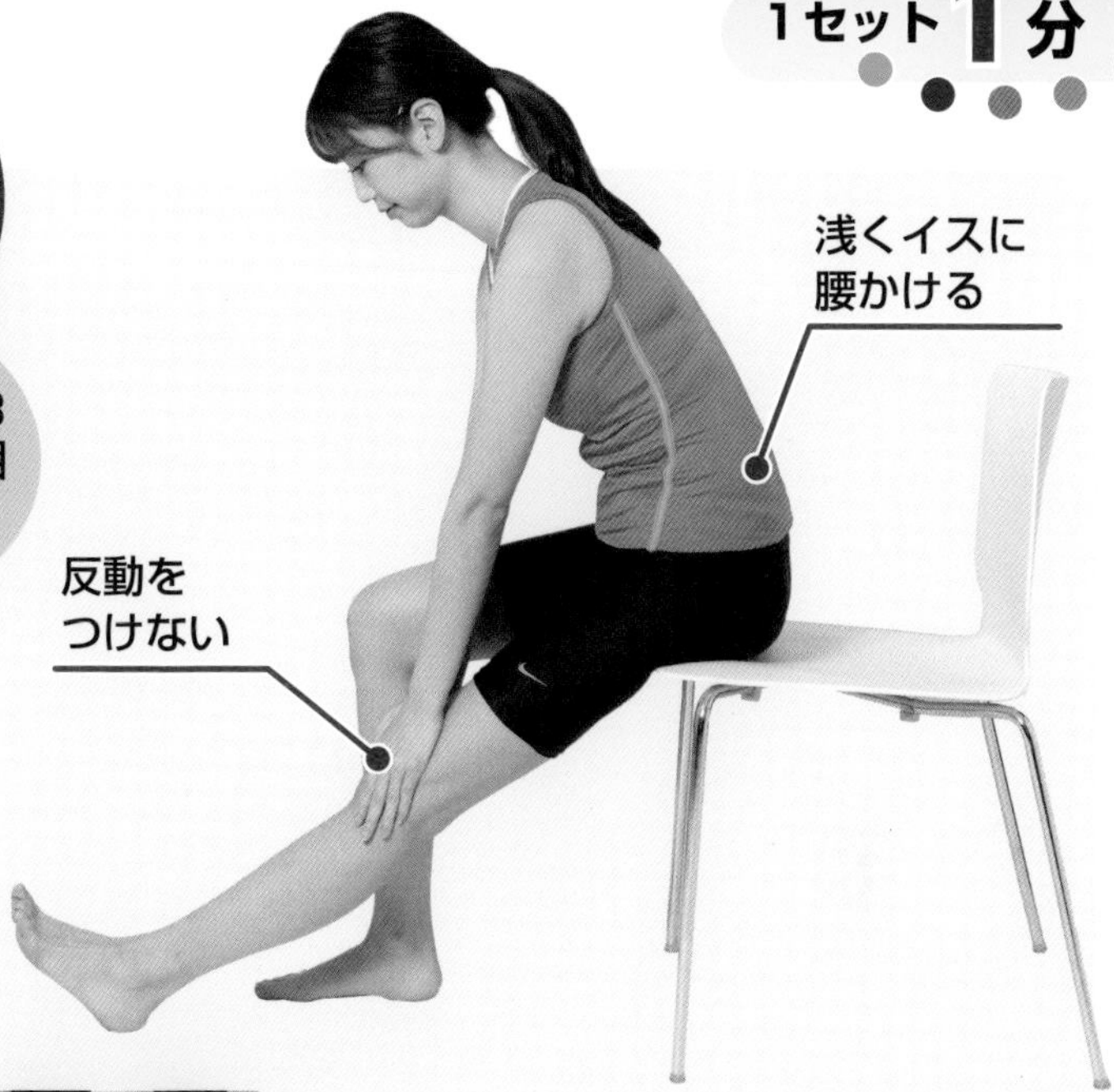

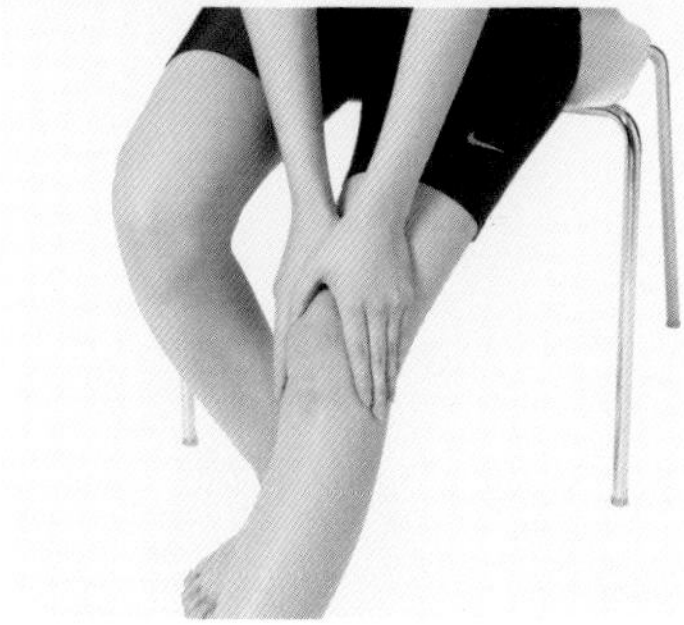

体操の効果
ひざ関節を曲げ伸ばしすることで、硬くなった膝蓋下脂肪体を柔らかくする。また、血流が増え、痛みを和らげる効果もある。

❶ イスに浅く座り、左足をまっすぐ伸ばす。

❷ 両手を左足のひざの上に置き、ひざを伸ばすように30秒間軽く押す。押すさいは、反動をつけないようにする。

❸ 反対側の足も同様に行う。

ひざ曲げ

1セット1分

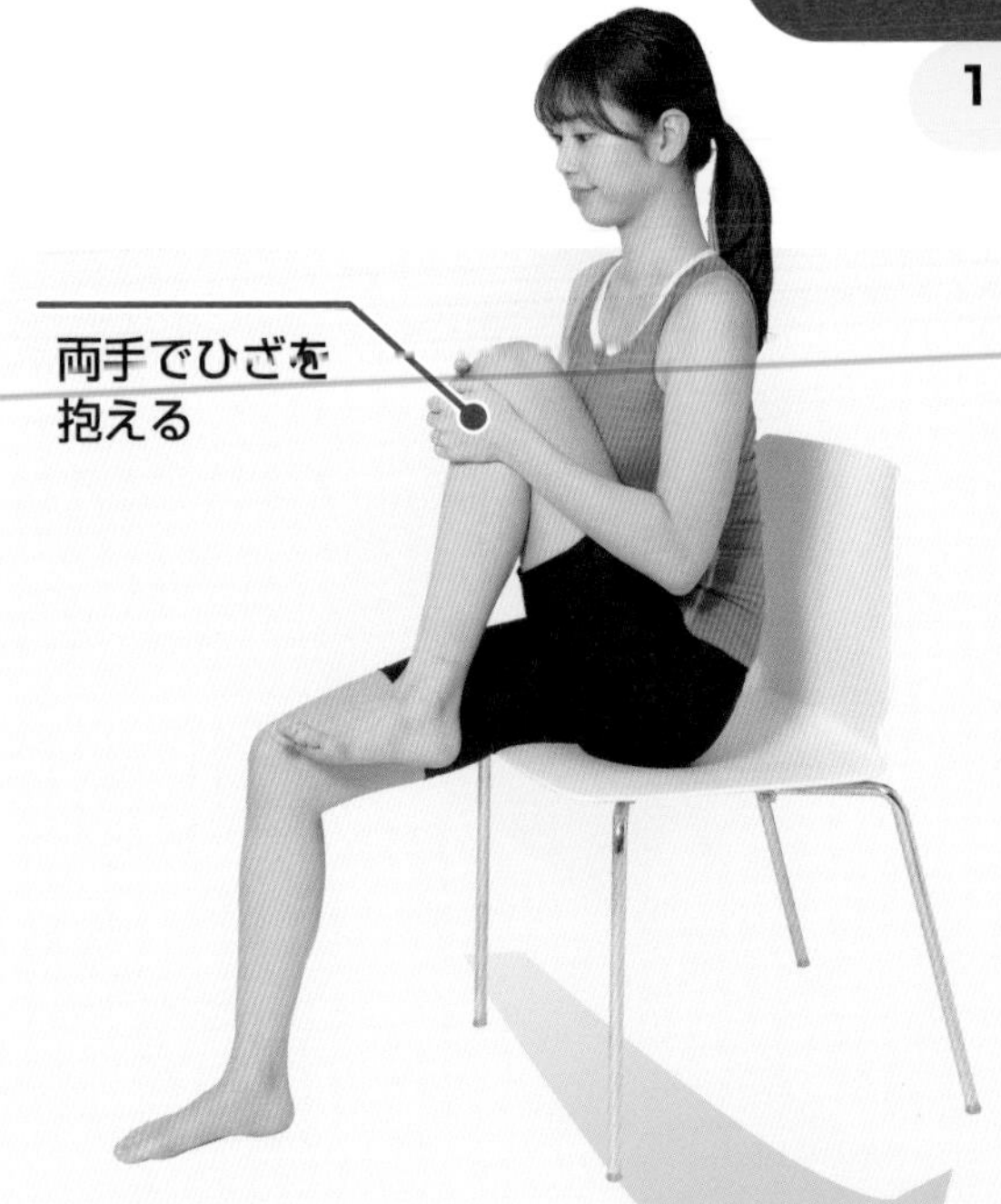

❶〜❸まで
1セットで
1分

1日2〜3
セットを目
安に行う。

左右同じよ
うに行う。

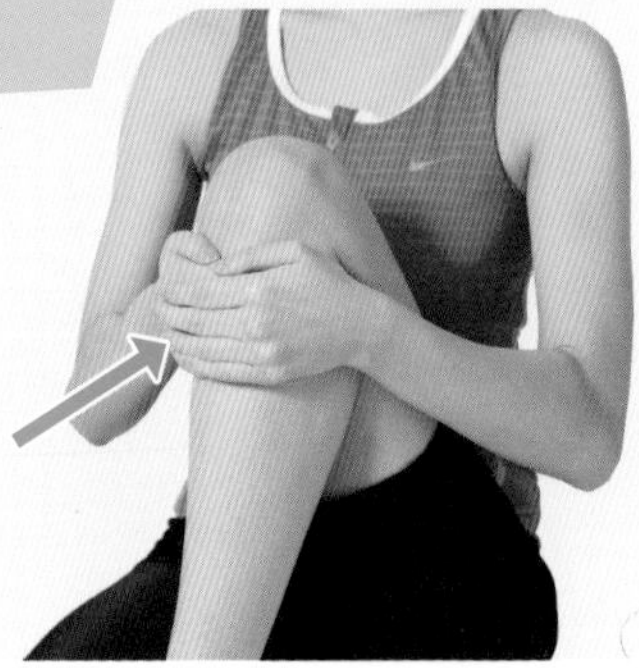

体操の効果
ひざ関節を曲げ伸ばしすることで、硬くなった膝蓋下脂肪体を柔らかくする。また、血流が増え、痛みを和らげる効果もある。

❶ 背すじを伸ばしてイスに深めに座る。

❷ 左ひざを曲げて両手でひざを抱え、胸に引き寄せて30秒間保つ。

❸ 反対側の足も同様に行う。

お皿ゆらし

1セット1分

体操の効果 硬直した膝蓋下脂肪体をゆさぶって動きをよくし、ひざの痛みを軽減する。

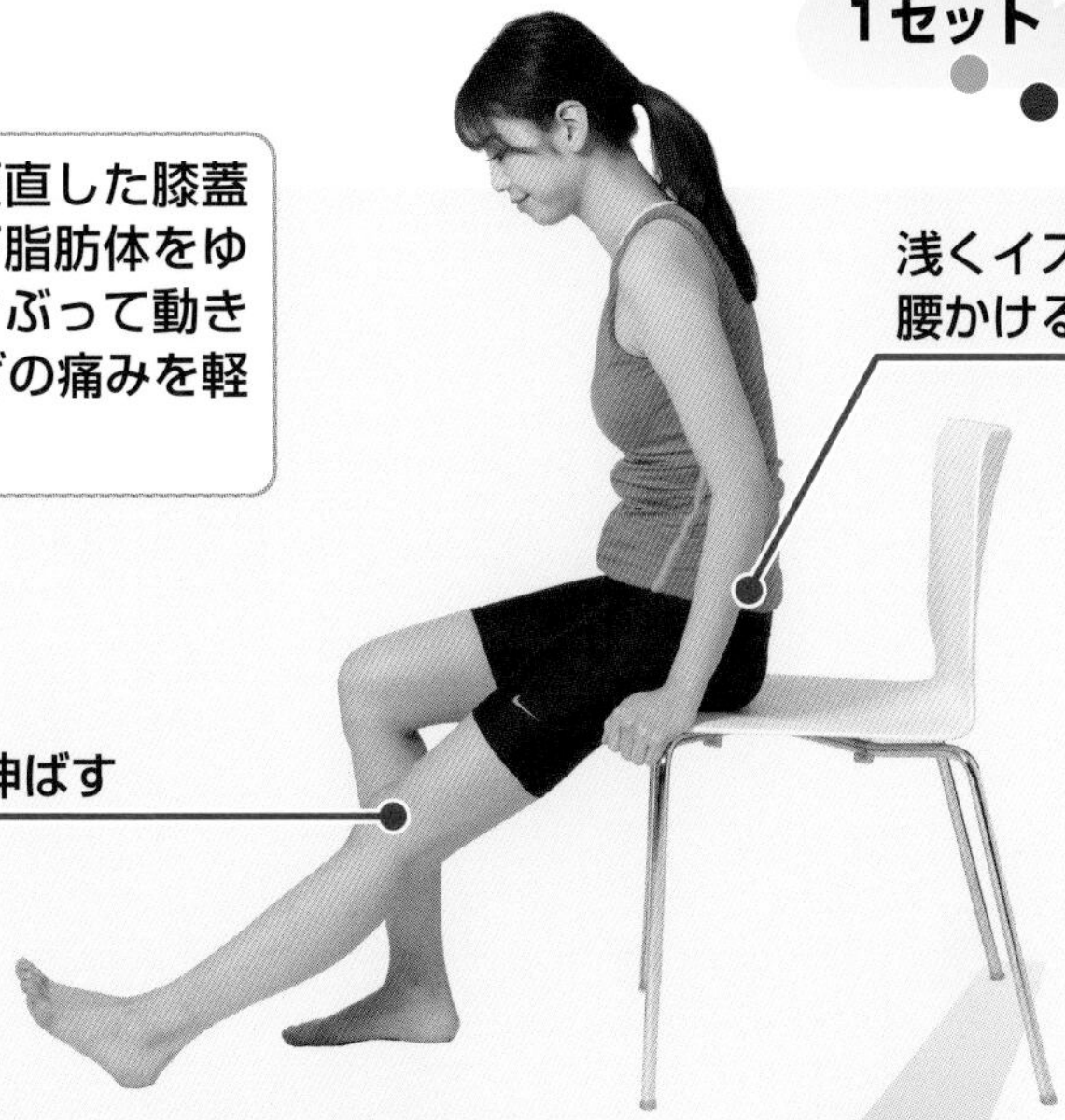

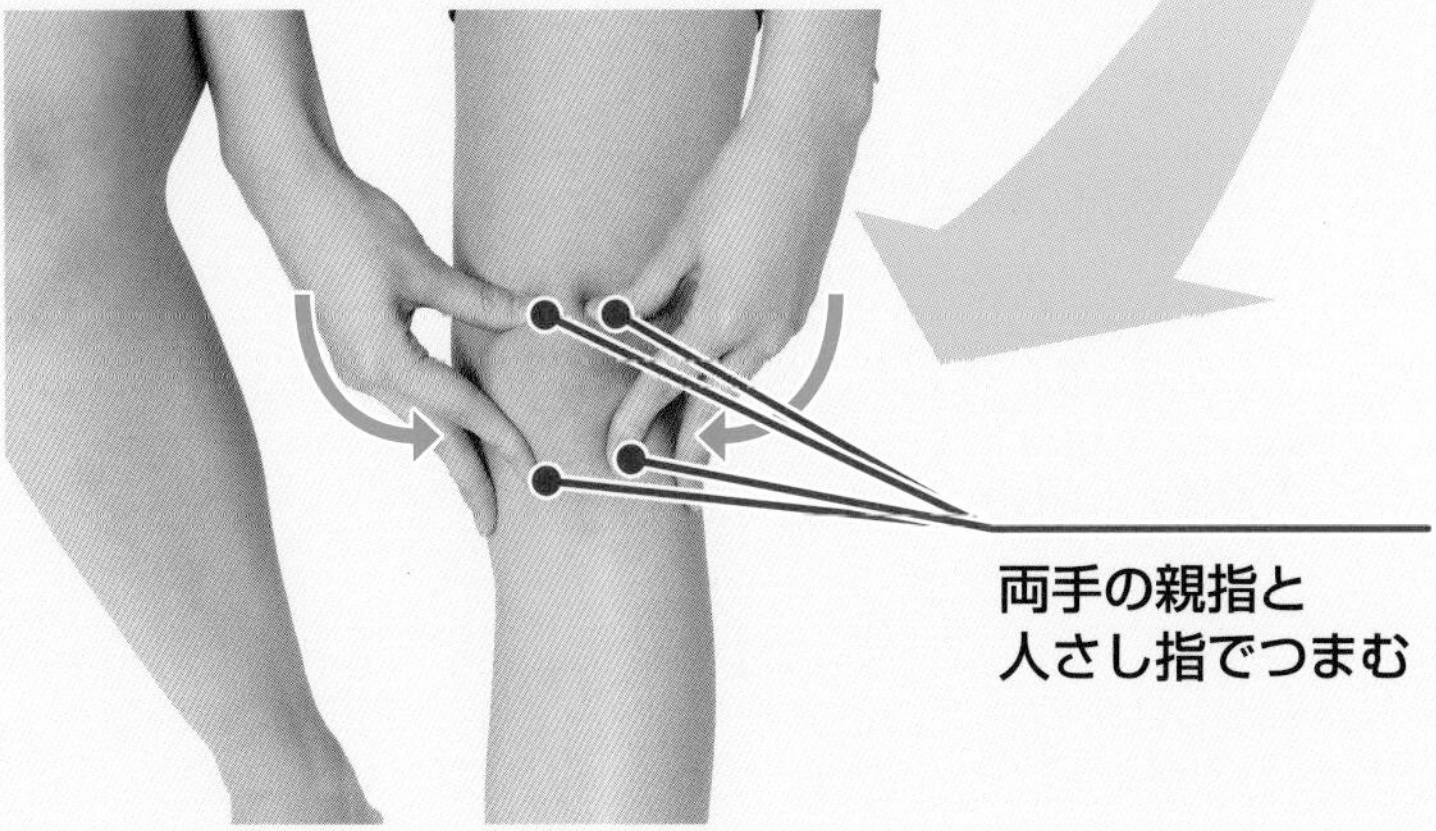

❶ イスに座って痛むほうのひざをまっすぐ伸ばす。

❷ ひざのお皿を両手の親指と人さし指でつまむ。

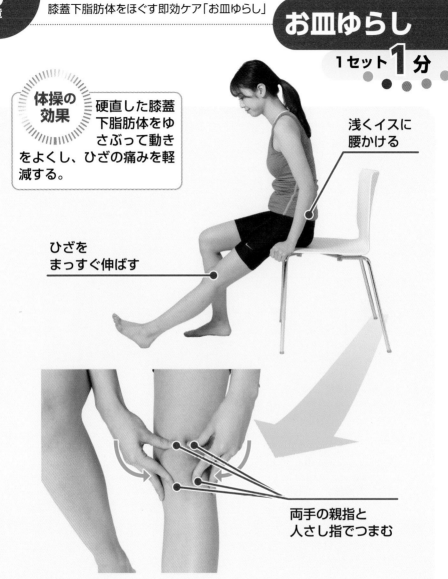

お皿ゆらし

❶〜❹を
1セット
として
1分

1日2〜3
セットを目
安に行う。

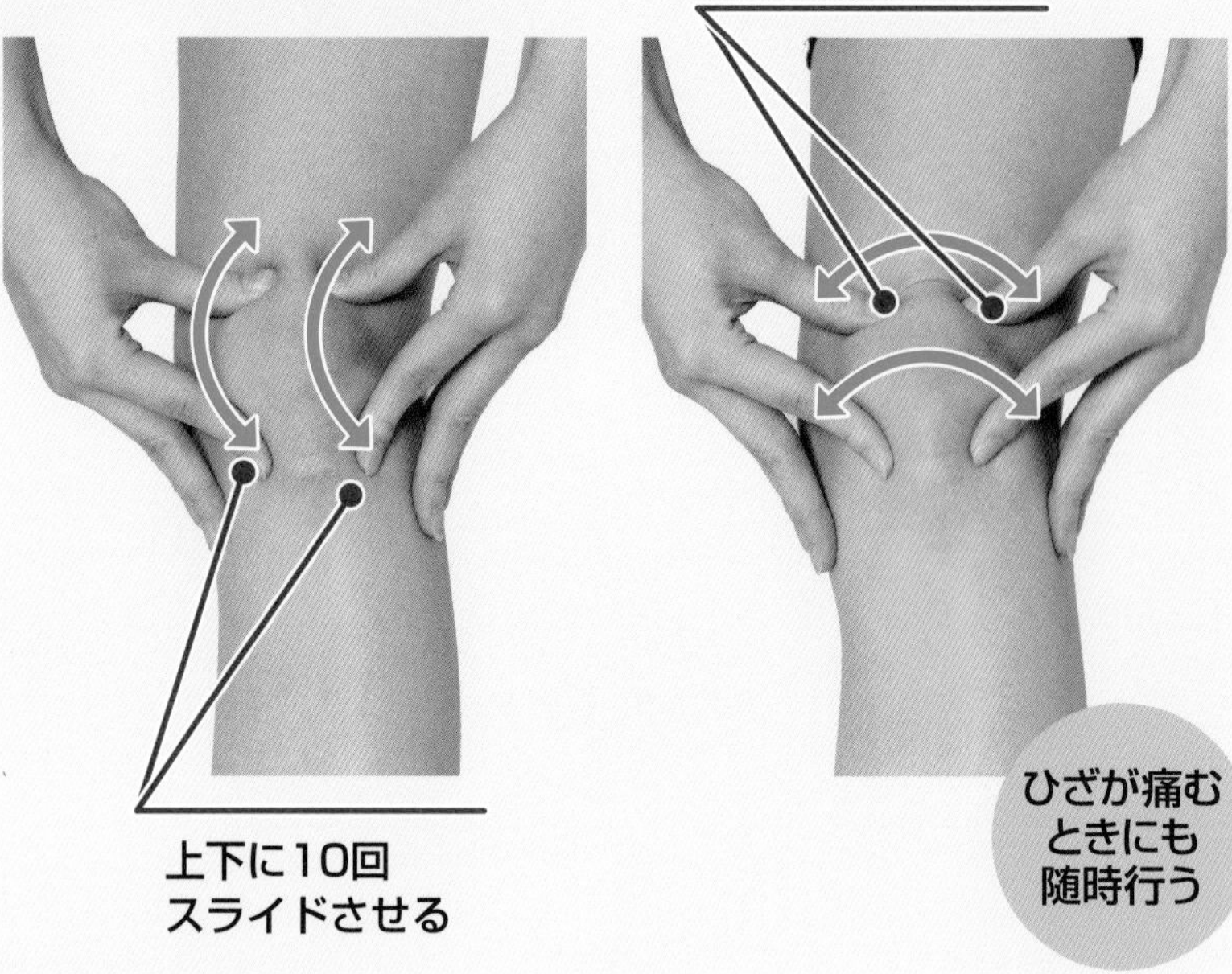

ひざが痛む
ときにも
随時行う

❸ 太ももの力を抜いて、ひざのお皿を上下に10回スライドさせる。

❹ 続けて、今度はひざのお皿を左右に10回スライドさせる。

❺ ❸〜❹を1セットとして、1日2〜3セットを目安に行う。ひざが痛むときにも随時行うようにする。

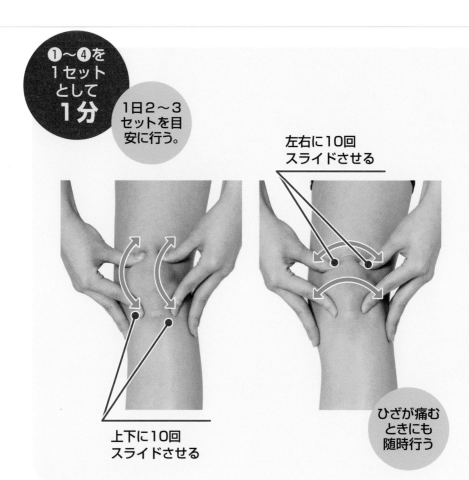

軟骨のすり減りが確認された人必読！

第6章

国立大の研究で実証！ひざ痛の重大原因は軟骨の衝撃吸収成分プロテオグリカンの減少で、増やす秘訣はひざ軽屈伸

千葉大学大学院
医学研究院特任教授
渡辺淳也

ひざ痛根治の決め手は軟骨の衝撃吸収成分「プロテオグリカン」の増強で、少ない人ほど軟骨の衰えが進み痛みも悪化

ひざ関節は、太ももから上の体重を支えているため、ちょっとした動作でも強い衝撃が加わります。そうしたひざへの強い負荷を和らげるために、大腿骨《だいたい》（太ももの骨）と脛骨《けい》（すねの骨）が接する部分の表面は関節軟骨で覆われ、その間には半月板という軟骨があり、クッションの役割を担っています。

ところが、関節軟骨や半月板は、加齢とともに硬くなってクッション機能が失われ、すり減ったり細かい傷ができたりします。そこに強い負荷がかかると軟骨のすり減りが進み、ひざ関節が変形してしまうのです。

そんなひざの関節軟骨のクッション機能を生み出すうえで、**特に重要な役割を担っているのが「プロテオグリカン」**という成分です。ここ数年でプロテオグリカンの研究が進んだ結果、ひざ痛を発症した人は、そうでない人に比べ、関節軟骨におけるプロテオグリカンの量が減少していることが判明したのです。プロテオグリカンが減れば、クッション機能も衰えて変形性膝《ひざ》関節症を発症し、進行も

プロテオグリカンとは

プロテオグリカンは関節軟骨を構成する成分の一つ。関節軟骨に3～5％程度しか存在しないが、軟骨内に水分を蓄え、ひざの関節軟骨で最も重要な役割ともいえるクッション機能を生み出すもととなる成分。

近年の研究で、ひざの関節軟骨のプロテオグリカンが減るとクッション機能が衰え、ひざ痛を発症しやすくなることがわかった。

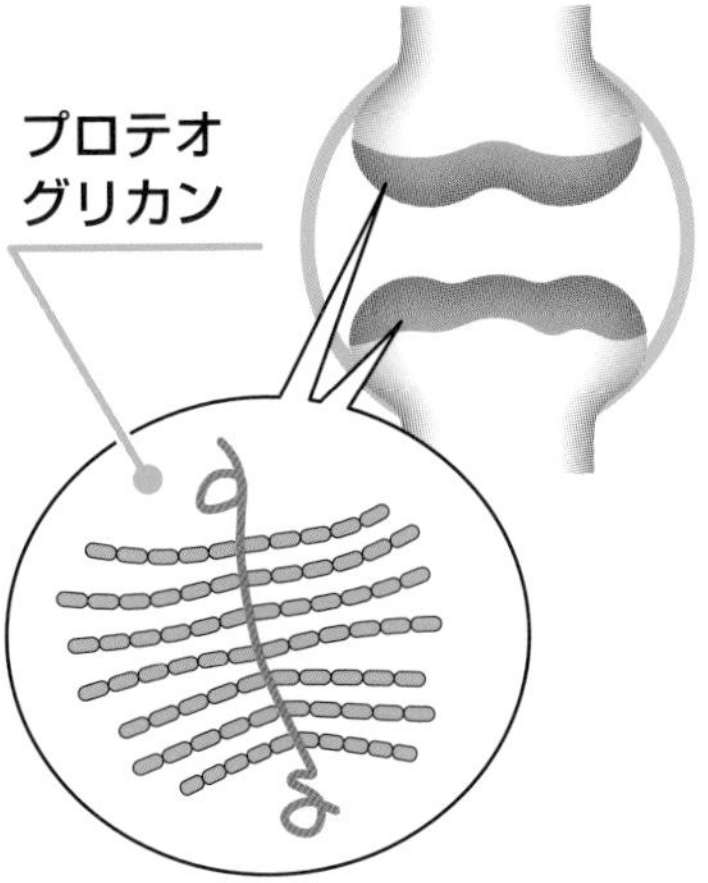

早まるのです。

ここで、プロテオグリカンについてくわしく説明しましょう。

関節軟骨を構成する成分は、水分やコラーゲン、ヒアルロン酸、プロテオグリカンです。このうち、関節軟骨の8割以上を占めるのが水分とコラーゲンで、プロテオグリカンは全体の3～5％に過ぎませんが、その役割は極めて重要です。

関節軟骨の形状を保つ骨組みになるのが、網の目のように張りめぐらされたコラーゲンです。その網を縫うように編み込まれているのがヒアルロン酸で、プロテオグリカンはヒアルロン酸に結合しています。プロテオグリカンには電気的な力で水分子とつながる性質があり、関節軟骨の6～8割を占める水分は、大半がプロテオグリカンに蓄えられています。**プロテオグリカンは、水をたっぷりと含んだスポンジのようなもの**だといえますが、こうして蓄えられた水分によって、関節軟骨のクッション機能が発揮されるのです。ひざに屈伸や歩行などの衝撃が加わると、押されたスポンジから水が抜けていくように、プロテオグリカンに蓄えられていた水分が関節軟骨の外へと押し出されます。このとき、ひざに加わる力が水分の移動する力に変換されることで、衝撃が吸収されるのです。

ところが、ひざ軟骨の**プロテオグリカンはさまざまな原因で減っていってしまいます。**主な要因の一つが**「老化」**で、40歳前後を境にしてプロテオグリカンは減りはじめます。特に女性の場合は、男性に比べて減りやすくなっています。

さらに重視すべき原因が**「肥満」**と**「ひざをかばいすぎる生活」**です。肥満の人は、ひざにかかる負荷が増えることで、関節軟骨に含まれているプロテオグリカンが壊れやすくなります。また、痛みでひざをかばって曲げ伸ばししない生活を送っていると、ひざ周囲の血流が低下し、軟骨細胞が栄養不足に陥り、プロテオグリカンの産生も滞ってしまうのです。ただし、一度減ったプロテオグリカンはそのままというわけではありません。プロテオグリカンは、若い世代だけでなく高齢者でも、やり方しだいで増やせるのです。

私は、プロテオグリカンの自力再生法を考案して患者さんにすすめています。

このプロテオグリカンの再生法が次の記事で紹介する**「ひざ軽《かる》屈伸」**で、私の大学の研究でも画像検査でプロテオグリカンの増加を確認しています。

プロテオグリカンによる衝撃吸収

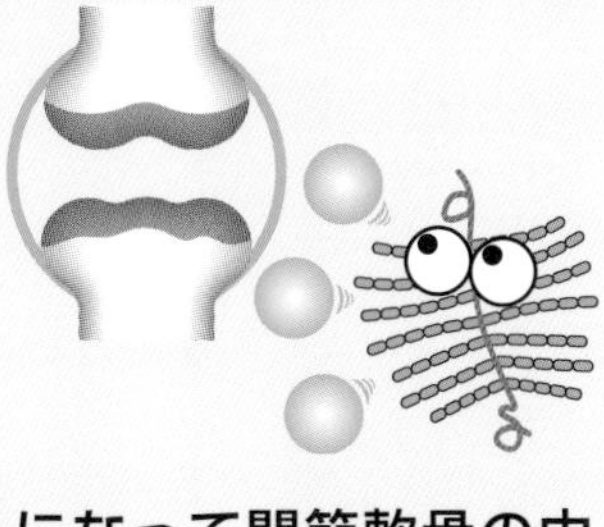

❶プロテオグリカンは電子的な力で水分子とつながり、水をたっぷりと含んだスポンジのようになって関節軟骨の中に水分を蓄えている。

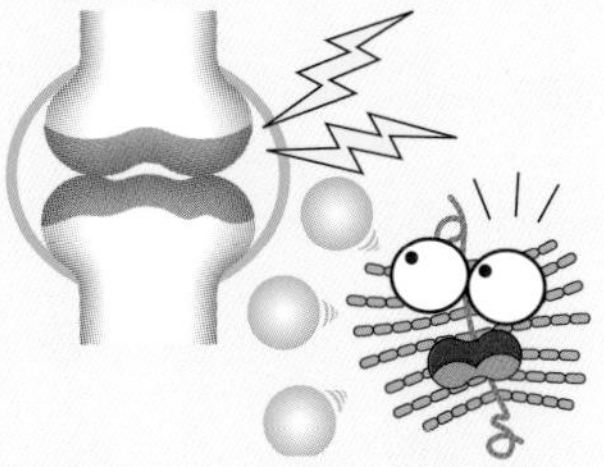

❷ひざに衝撃が加わると、プロテオグリカンの蓄えていた水分が関節軟骨の外へと押し出される。ひざに加わる力が水分の移動する力に変換されることで、衝撃が吸収される。

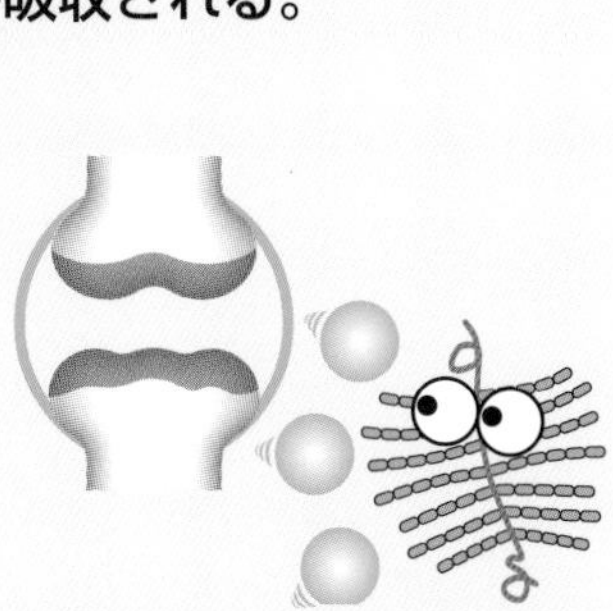

❸関節軟骨から押し出された水分は、しばらくすると軟骨内に戻り、プロテオグリカンによって再び軟骨内部に蓄えられる。

軟骨のプロテオグリカンは高齢でも増やせると国立大学の新研究でわかり、秘訣はひざを軽く曲げ伸ばす「ひざ軽屈伸」

減少したプロテオグリカンを増やす方法として、最初に紹介するのは、**「ひざ軽《かる》屈伸」**という運動です。ひざ軽屈伸は、立った姿勢のまま、ソフトな力加減で軽くひざを曲げ伸ばしする簡単な体操です。それだけで、ひざのプロテオグリカンを増やすのに効果的なのです。

ひざ軽屈伸を行えば、関節軟骨が適度に刺激されます。すると、軟骨細胞によって作り出されるプロテオグリカンの新陳代謝（古いものと新しいものの入れ替わり）が活性化し、新たにプロテオグリカンが産生されやすくなるのです。また、軽くひざを曲げ伸ばしすれば血流が促され、関節軟骨に栄養や酸素を供給する関節液の代謝も盛んになります。同時に、ひざの曲げ伸ばしによって、関節軟骨が関節液を吸収するスポンジ機能もスムーズに働くため、関節軟骨には新鮮な栄養や酸素が送り込まれるようになり、活性化した軟骨細胞がより多くのプロテオグリカンを作り出すようになるのです。

ただし、**必要以上にひざを深く曲げ伸ばすと負荷が大きくなりすぎて**、逆にプロテオグリカンが過剰に破壊されて関節軟骨を損傷する恐れもあります。ひざ軽屈伸を行うさいは、腰を少し落とす程度の曲げ方にとどめ、ひざを90度以上の角度には曲げないようにしてください。

また、歩行に支障のない人は、ひざ軽屈伸のしくみを取り入れた**「小分け歩き」**というウォーキング法も併用するといいでしょう。

ひざ軽屈伸の効果

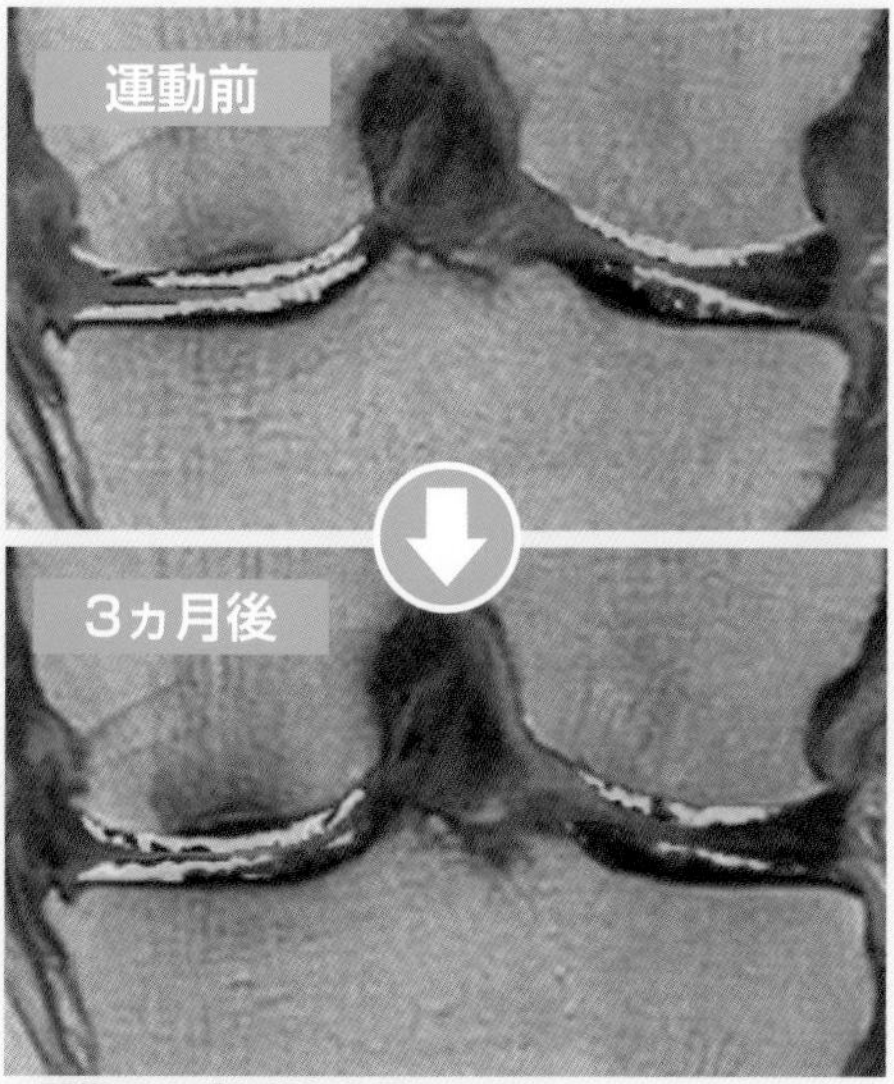

※画像はひざを前から見たところ

変形性膝関節症（70代・女性）の左ひざのプロテオグリカンの分布を示したMRIマッピング画像。
ひざ軽屈伸の実践でプロテオグリカン（青の領域）が増えた。

ひざ軽屈伸と同様、プロテオグリカンが増やせるだけでなく、肥満を解消したり、ひざを支える太ももの筋肉を強めたりする効果も得られます。最初から無理をせず、まずは1回1分から始めてみてください。

ひざ軽屈伸

1セット1分

【準備】基本姿勢を作る

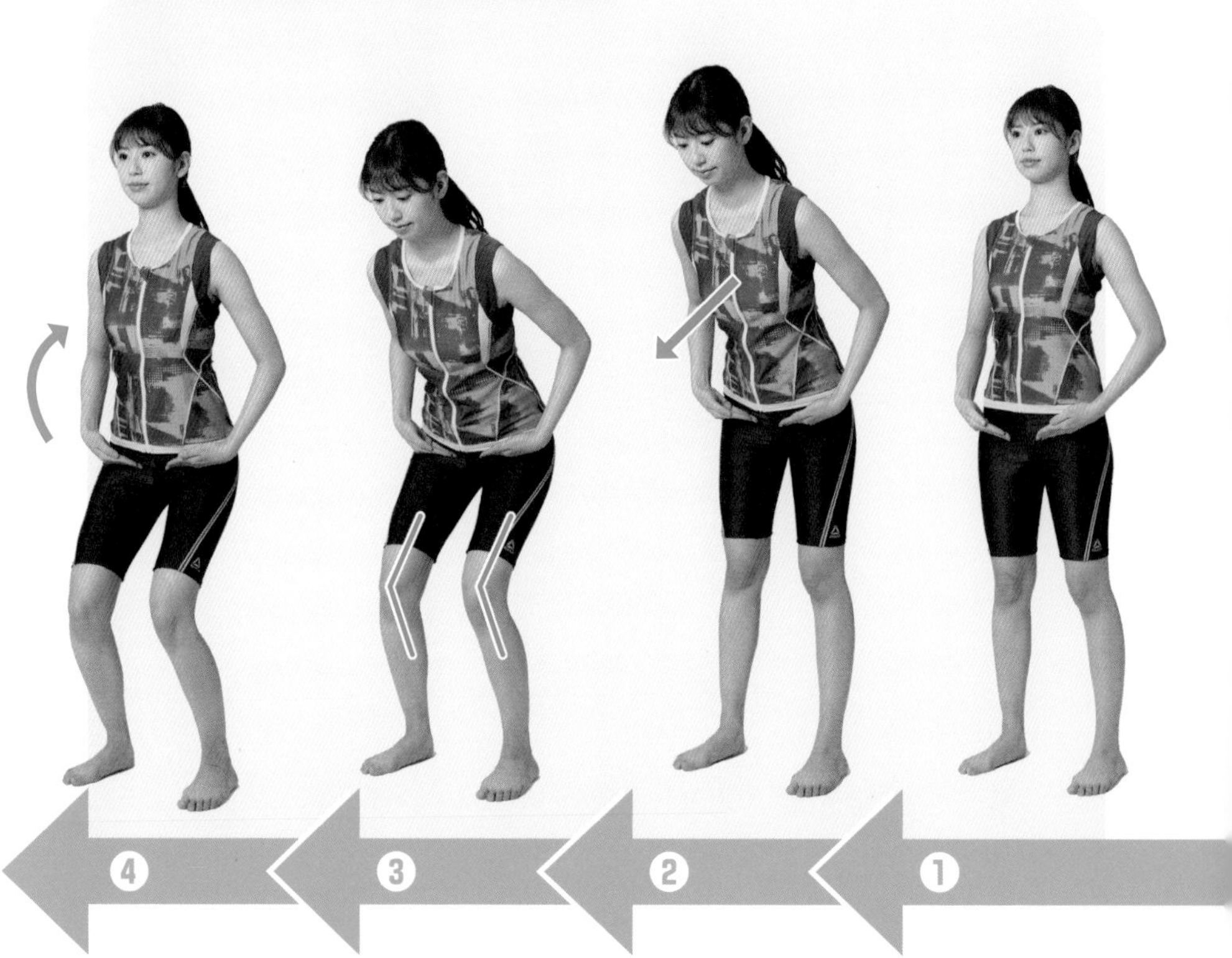

① 足を腰幅に開いて立ち、足先とひざの向きを合わせる。そけい部に両手の小指側を添える。

② 両手を添えたところを支点にして、上体を少し前に倒す。

③ 両ひざを軽く曲げる。

④ 上体をまっすぐ起こす。

①〜④で姿勢を整えたうえで、左のひざ軽屈伸を行う。

ひざ軽屈伸のやり方

❶〜❷を
くり返して
1分

1日1〜3
セットを目
安に行う。

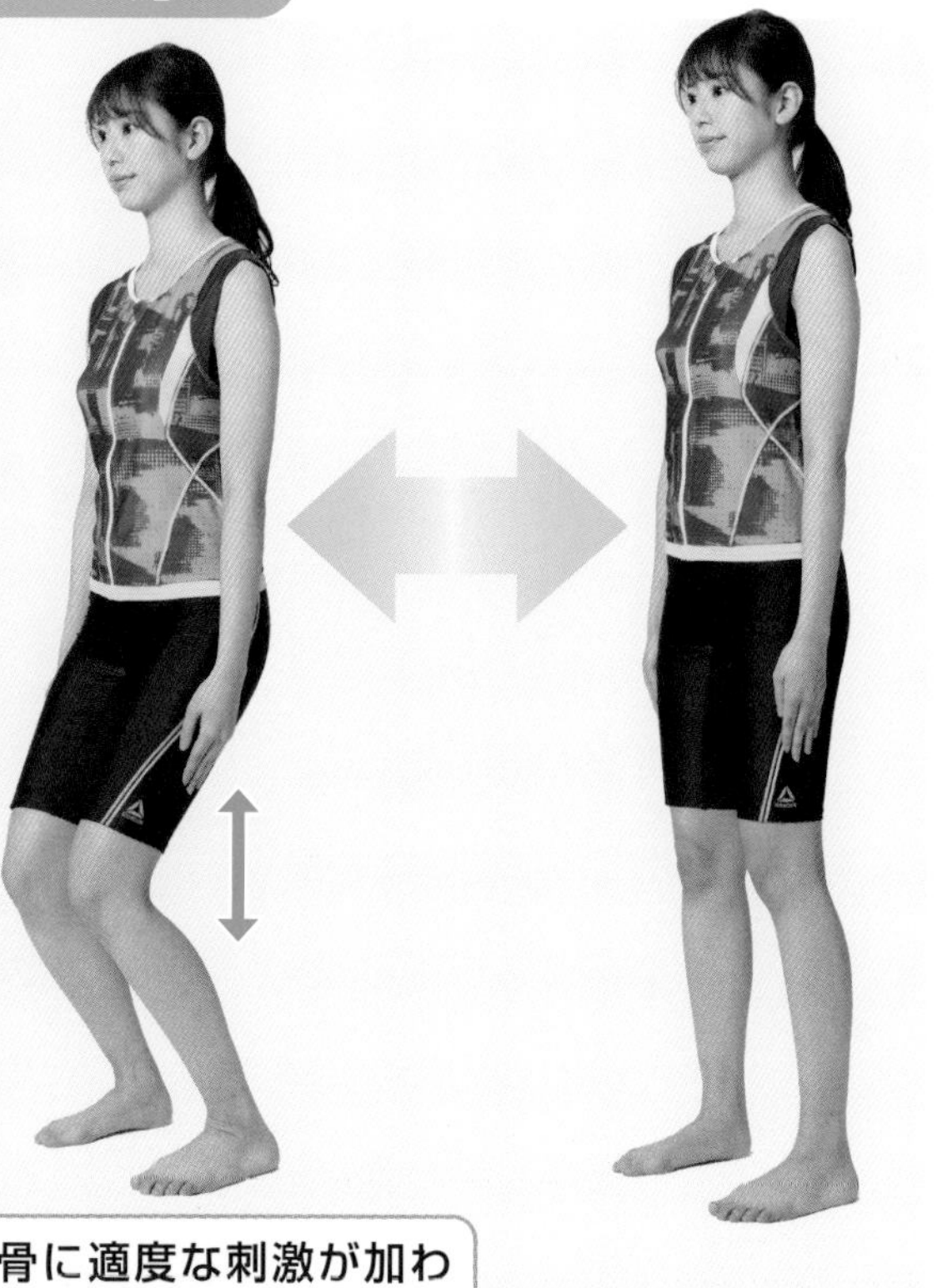

ポイント

行うさい、足先とひざがしらがまっすぐ前を向くように注意する。また、上体が後ろに反って下腹が出ないようにする。

体操の効果

ひざの軟骨に適度な刺激が加わり、ひざの衝撃吸収成分「プロテオグリカン」を増やす効果がある。

1. 両腕を体のわきに垂らしてまっすぐ立つ。このさい、両ひざはピンと伸ばし切らないようにする。
2. 全身の力を抜いて、細かく弾むように、1秒2〜3往復ペースで浅い屈伸をくり返す。
3. ❶〜❷を1分間くり返す。

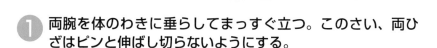

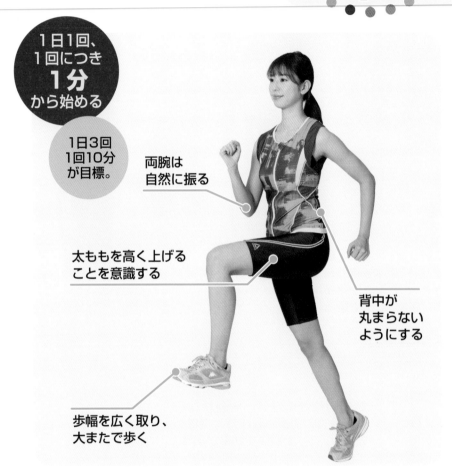

小分け歩き

1セット1分

1日1回、
1回につき
1分
から始める

1日3回
1回10分
が目標。

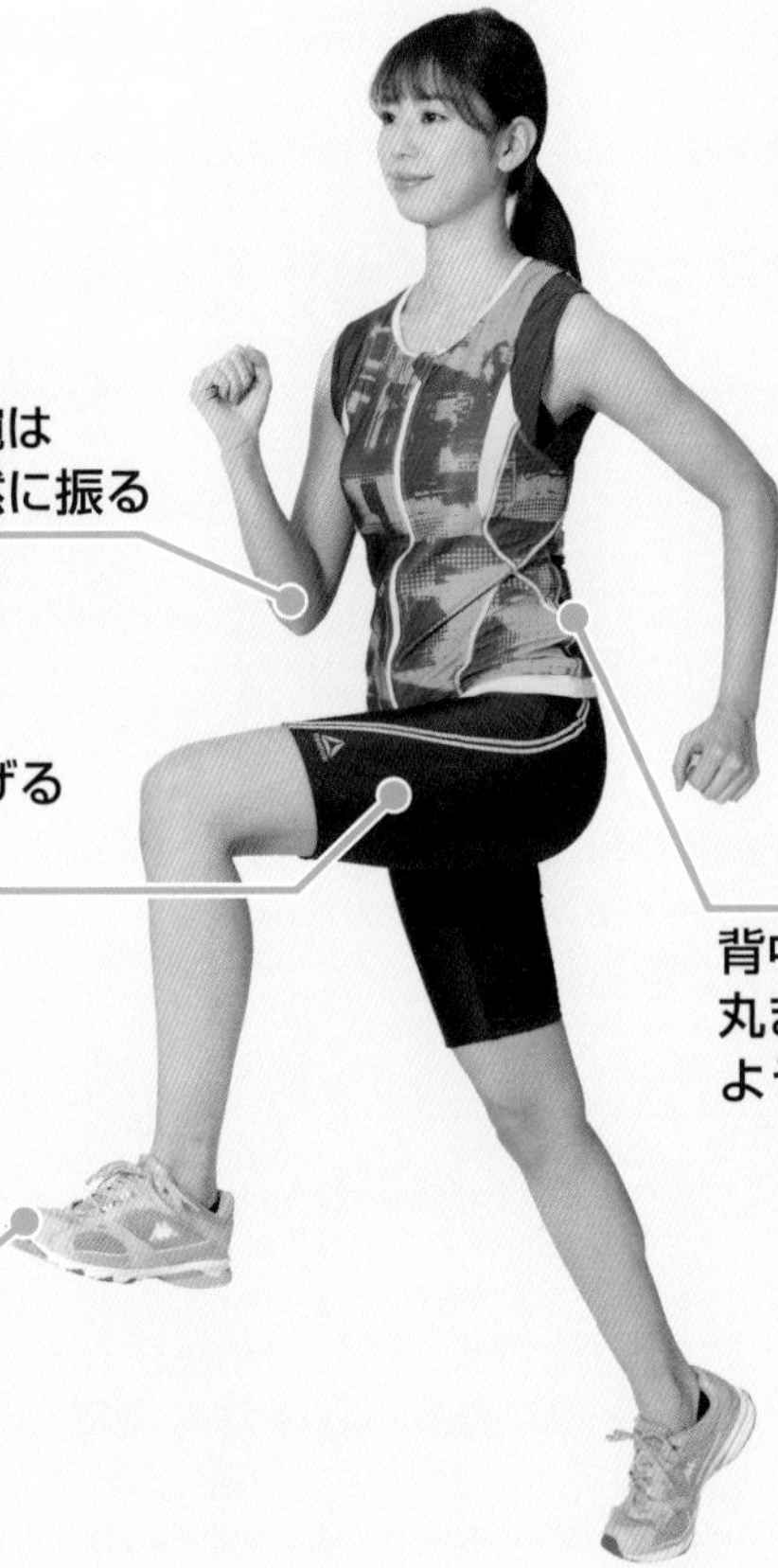

両腕は
自然に振る
太ももを高く上げる
ことを意識する
背中が
丸まらない
ようにする
歩幅を広く取り、
大またで歩く

太ももを高く上げ、大またで歩くウォーキングを1回1分、1日1回から始め、1回10分、1日3回を目標とする。

決して速く歩く必要はない。朝・昼・晩に各1回ずつ歩くのが理想的だが、自分の生活リズムなどに合わせて、いつ行ってもかまわない。

痛みで歩くのがつらい場合

ポイント

●1回1分、1日1回から始め、慣れたら徐々に時間や回数を増やす。1回10分、1日3回が目標。
●決して無理はせず、痛みが出たらすぐに休む。

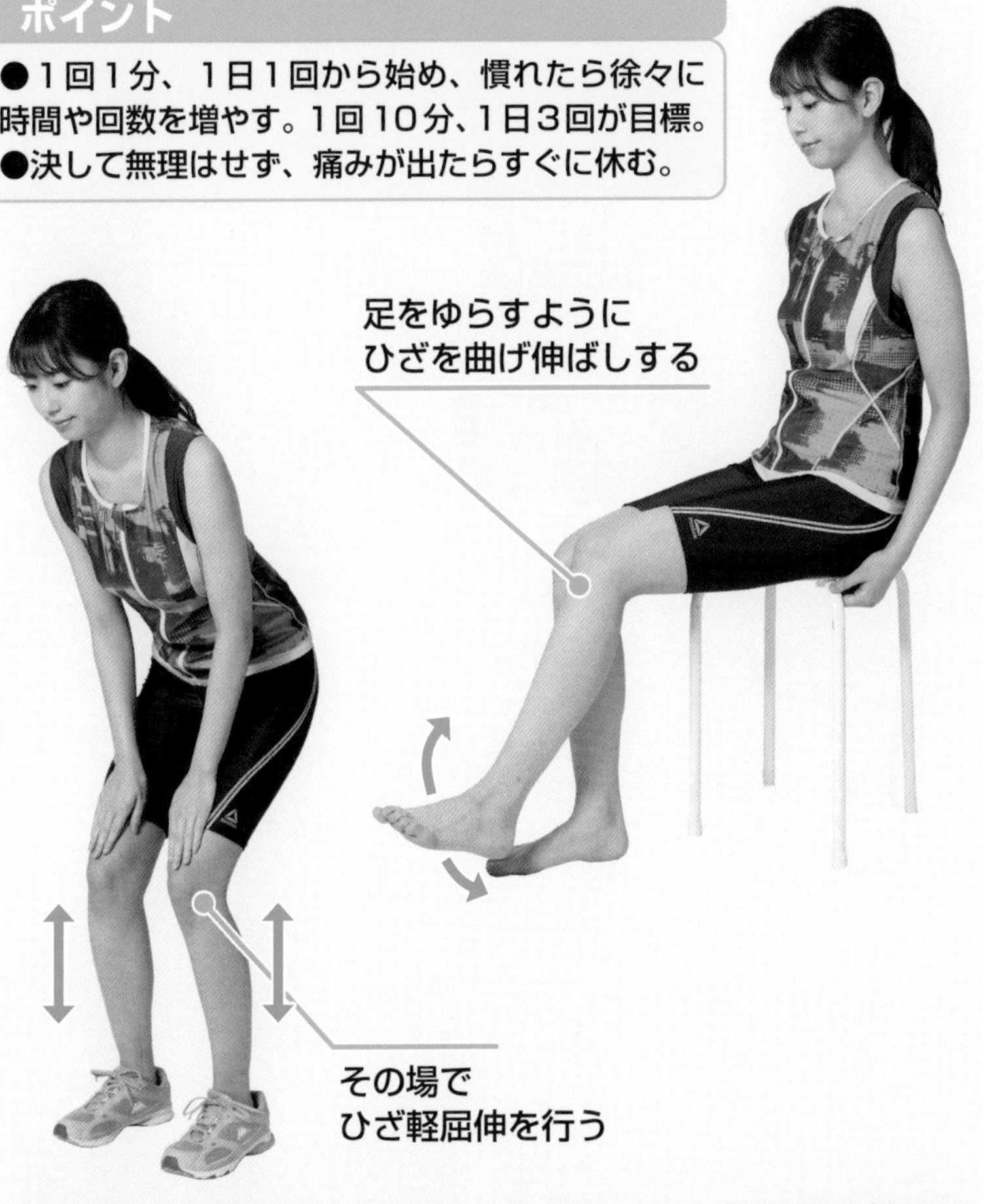
足をゆらすように
ひざを曲げ伸ばしする
その場で
ひざ軽屈伸を行う

痛みで歩くのがどうしてもつらい人は、立ってその場でひざ軽屈伸（97ページ参照）を行ったり、イスに座ってひざ痛があるほうの足をゆらすように曲げ伸ばししたりする。ひざを動かすことに慣れてきたら、小分け歩きに移行する。

ひざ軽屈伸と小分け歩きを3カ月やったらプロテオグリカンの増加が確認でき、趣味のテニスも再開

東京都に住む内田清美さん（57歳・仮名）はテニスが趣味で、毎週のようにテニスを楽しんでいました。ときどき、右ひざに軽い違和感が生じることがありましたが、痛みを感じたことはなく、テニスにも支障はなかったそうです。

内田さんのひざの状態

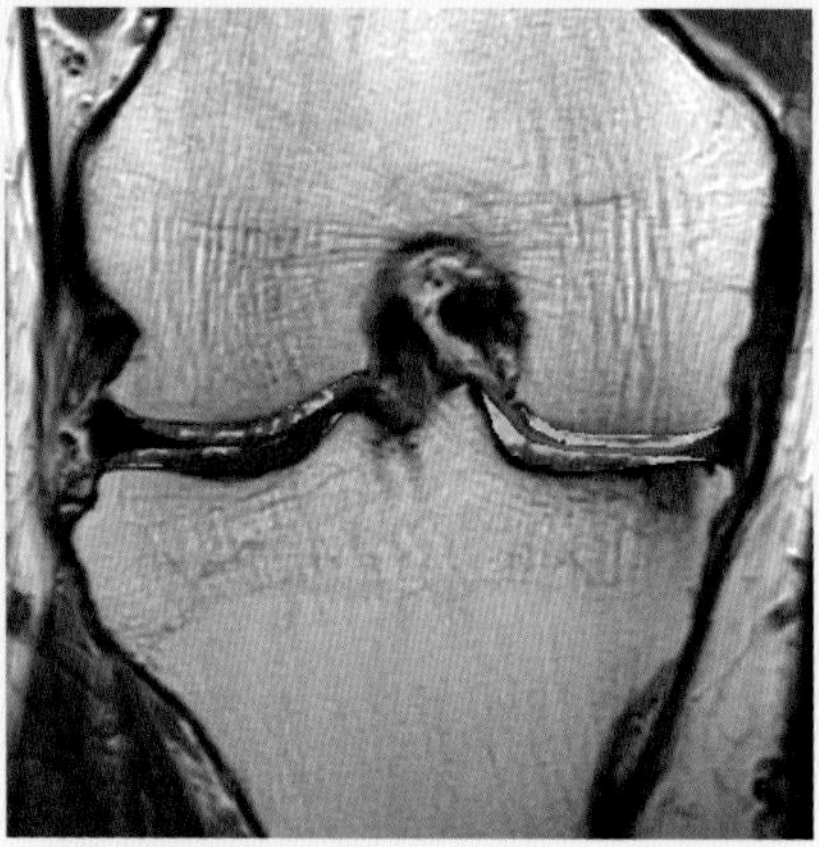

青の領域はプロテオグリカンが豊富で、赤・黄の領域はプロテオグリカンが減少していることを示している。
上のＭＲＩ画像は内田さんの右ひざ正面。内側の軟骨（向かって右側）に軽度のプロテオグリカンの減少が見られる。

昨年の春先、内田さんはテニス中に左足首をひねってしまい、しばらくの間、左足をかばう歩き方をしていたといいます。すると、左足首の痛みは引いたものの、今度は右ひざの内側に痛みが現れました。近くの整形外科

で診察を受け、その日は湿布薬を処方されて帰宅しました。

ところが、右足の痛みは少しずつ悪化し、ついにはテニスをするのが難しくなるほどに、ズキズキと激しく痛むようになりました。２週間後には右ひざが腫《は》れてきたため、たまりかねた内田さんは私のもとへ訪れたのです。レントゲンでは、ひざの内側に初期の変形性膝《ひざ》関節症が認められたものの、レントゲンの所見よりも症状が強いため、改めてＭＲＩ（磁気共鳴断層撮影）で検査。その結果、内側の**軟骨に軽度のプロテオグリカンの減少**が見られたのです（１００ページの写真参照）。

私は、ひざの炎症が強い状態と診断し、まずは内田さんに消炎鎮痛薬を２週間ほど使ってもらいました。そして、痛みが和らいできた段階で、**ひざ軽《かる》屈伸や小分け歩きのやり方を指導**しました。小分け歩きの場合、最初は１回１分から始め、ひざの状態を確かめながら少しずつ時間や回数を増やしていきました。

運動を始めて3ヵ月後には、ひざ痛もかなり改善し、消炎鎮痛薬を使わなくてもすむようになりました。再検査の結果、**プロテオグリカンの増加も確認できています。**ひざ痛が消え、テニスも今までどおりできるようになった内田さん。小分け歩きは卒業しましたが、プロテオグリカンの再減少を防ぐため、１日１時間程度のウォーキングを続けているそうです。

水がたまるほど左ひざが腫れて痛んだが、ひざ軽屈伸と小分け歩きで痛みも腫れも軽快し立ち仕事も平気

千葉県で飲食店を営む坂本晴美さん（64歳・仮名）は、朝早い時間から仕込みを行い、夜は9時ぐらいまで働いています。立ち仕事が多い坂本さんは、ここ数年は立ち上がるときなどに右ひざに軽い痛みを感じることがありましたが、加齢によるものとあまり気にせず放置していました。

あるとき、坂本さんは、右のひざが左のひざと比べて腫《は》れているのに気づきました。痛みはそれほど強くなかったものの、念のため近くの総合病院を受診したところ、ひざ

坂本さんのひざの状態

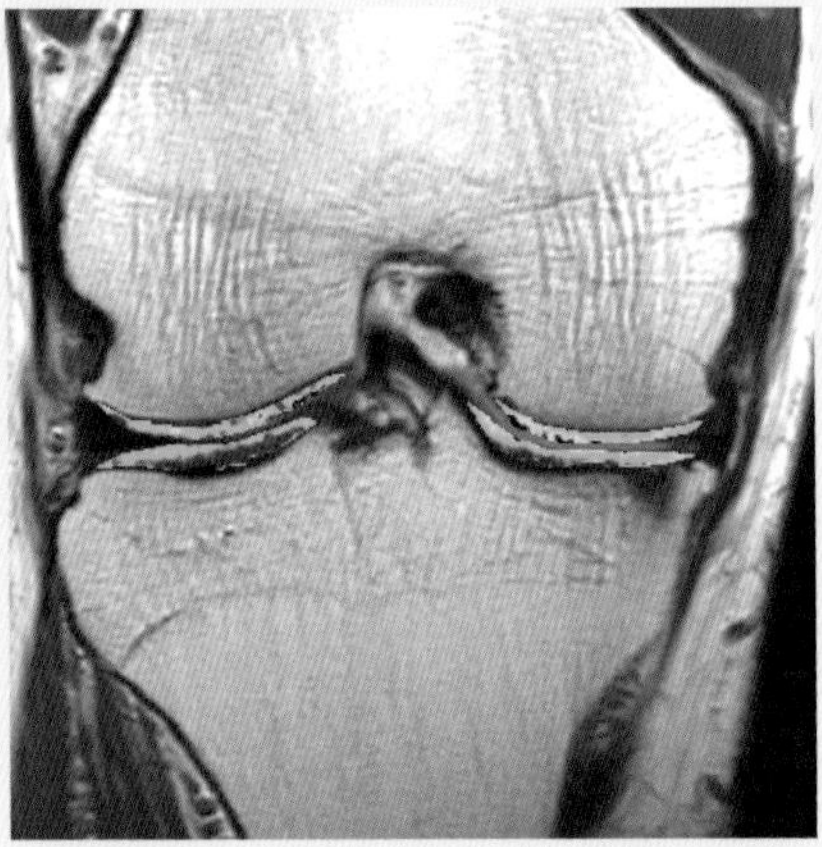

青の領域はプロテオグリカンが豊富で、赤・黄の領域はプロテオグリカンが減少していることを示している。
上のMRI画像は坂本さんの右ひざ正面。内側の軟骨（向かって右側）に中等度の、外側の軟骨（向かって左側）にも軽度のプロテオグリカンの減少が見られる。

に水がたまっている（関節水腫《すいしゅ》）といわれ、水を抜く治療を行いました。その後は内服薬と湿布薬を使用したにもかかわらずひざの腫れは引かず、2週間に1度のペースでひざの水を抜くようになったのです。

2ヵ月ほどして徐々にひざ全体に痛みを感じるようになった坂本さんは、悪化を心配して私の勤務する病院を訪れました。レントゲン検査の結果、ひざの内側に初期の変形性膝《ひざ》関節症が認められましたが、ひざに水がたまっていたためMRI（磁気共鳴断層撮影）で精査しました。すると、**内側の軟骨に中等度の、外側の軟骨に軽度のプロテオグリカンの減少**が認められました。また内側半月板の損傷も確認されました（102ジペーの写真参照）。

私は仕事中はなるべくひざをかばいながら、**ひざ軽屈伸と小分け歩き**をするようにと指導し、肥満ぎみだったので、**食事を腹八分**にするよう注意しました。最初は1日1回、1分程度だった小分け歩きも徐々に時間と回数を増やすことができ、**3ヵ月後には右ひざの痛みや腫れはほとんど感じなくなった**そうです。

5キロの減量に成功したことも幸いしてか、今では坂本さんのひざの状態は良好で、立ち仕事も問題なくできています。**再発防止のため、小分け歩きと腹八分食は、今も続けて行っている**そうです。

プロテオグリカンが激減した変形性膝関節症が、ひざ軽屈伸と小分け歩きで急改善し畑仕事も問題なし

千葉県で農業を営んでいる平田浩平さん（79歳・仮名）は、今も元気で畑に出て働いています。ご自分で丹精込めて育てた野菜を、近所や知り合いの方々に食べてもらうのが何よりうれしく、畑仕事は平田さんにとって、仕事というよりは生きがいになっているそうです。

平田さんのひざの状態

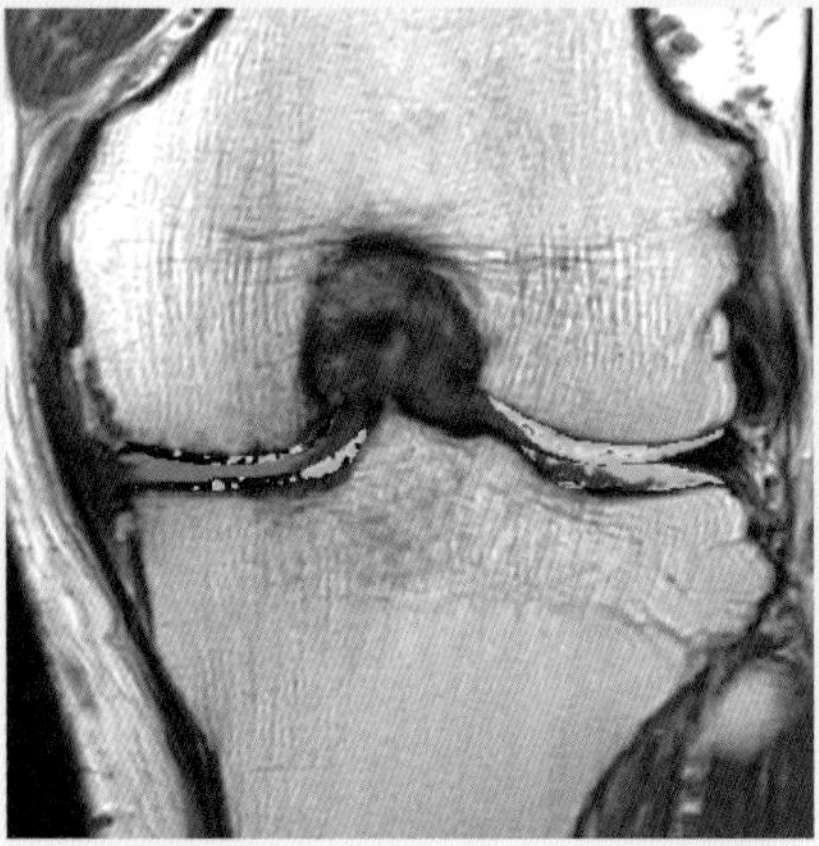

青の領域はプロテオグリカンが豊富で、赤・黄の領域はプロテオグリカンが減少していることを示している。
上のMRI画像は平田さんの右ひざ正面。内側の軟骨（向かって右側）に高度の、外側の軟骨（向かって左側）にも軽度のプロテオグリカンの減少が見られる。

数年ほど前から、足に違和感があり、「最近少しO《オー》脚になってきたな」と思ったものの、痛みを感じることはほとんどなく、年を取るとはそういうことだと気にしていな

かったそうです。

ある冬の寒い日、平田さんは畑に行く途中、凍った斜面で転倒してしまい、それ以来激しい腰痛が現れるようになりました。

少し休んでいれば大丈夫と、そのまま2日ほど過ごしたのですが、痛みはむしろ強くなる感じがしたため、ご家族のすすめもあって、近くの整形外科で診察を受けることにしました。

レントゲン検査をしたところ、胸椎《きょうつい》圧迫骨折と診断され、安静とコルセットの装着を指示されました。痛みが激しいため、平田さんは1ヵ月ほど自宅でほとんど動かない日々を過ごしていました。

ようやく腰の痛みが引いてきたので、平田さんは久しぶりに畑仕事に出ることにしたそうです。

すると、今度は左ひざの内側に、まるで機械の油切れのような、こすれるようないやな感覚が現れ、ひざを動かすと強い痛みや引っ掛かりを感じるようになってしまいました。また、1ヵ月間も寝込んでいたため、筋肉が落ちたのか、足腰が以前よりも疲れやすくなったといいます。

担当医に相談したところ、左変形性膝《ひざ》関節症と診断され、安静にしつつ、週に

1回ヒアルロン酸関節注射を行うようになりました。しかし、その後も症状はいっこうに改善することなく、私の勤務する病院を訪れました。レントゲン検査の結果、ひざ内側の軟骨のすり減りを認め、中等度の変形性膝関節症と判明しましたが、MRI（磁気共鳴断層撮影）検査では**ひざ内側の軟骨に高度のプロテオグリカンの減少**があり、**外側の軟骨にも軽度のプロテオグリカンの減少**が認められました（104ジペー写真参照）。

胸椎骨折時の安静生活でひざ周囲の筋力が低下したことに加え、プロテオグリカンの減少が痛みの原因と診断しました。

そこで、私は平田さんに対し、ひざに負担をかけない**ひざ軽《かる》屈伸をするように指導**しました。最初は1日1回、2分ほどからはじめ、少しずつ時間と回数を増やして、1ヵ月後には1日3回、10分ずつできるようになりました。

ひざ軽屈伸が効いたらしく、1ヵ月程度で痛みがなくなってきたため、次に**小分け歩きを開始しました。最初は1回1分から**始め、時間と回数を徐々に増やしていきました。その結果、**3ヵ月後にはひざ痛はほとんど消えた**そうです。今も、腰痛は少しあるものの畑仕事も無理をしなければ問題なくできるようになり、ご近所への野菜配りも再開したと楽しそうに報告してくれました。

手術が必要といわれた重度のひざ痛が、1回1分から始めた小分け歩きで日に日に和らぎ長時間歩けた

東京都に住む佐久間照美さん（72歳・仮名）は典型的なO《オー》脚で、以前から両ひざに痛みがあり、ひざをまっすぐに伸ばすことができなかったそうです。これまで、何軒も整形外科を受診され、鎮痛薬や関節注射といった治療を何度も受けてきたものの、痛みが出たり治ったりをくり返すばかりでした。

そんなある日、親類の結婚式に出るために遠出をしたことが災いしたのか、帰宅するとひざに激しい痛みを感じるようになったそうです。そしてその日以来、杖《つえ》を使わないと歩けなくなってしまったのです。担当の整形外科の医師からは、人工関節の手術が必要といわれ、できれば手術以外の方法で治したいと思った佐久間さんは、何かほかによい方法はないものかと、すがるような思いで私が勤務する病院を訪れたといいます。

レントゲン検査では、ひざ内側の軟骨の高度なすり減りがあり、**強い変形を伴う変形性膝《ひざ》関節症**が認められました。軟骨のすり減りに加え、ひざがまっすぐに

伸びないことが痛みの原因でした。水はたまっていないことから、強い炎症は起こっていないと考えられました。

人工関節置換術をさけたいということだったので、運動療法から行うことにしましたが、痛みが強いため、まずは**イスに座ってひざを動かすひざ軽《かる》屈伸**（99ページ参照）から始めました。１ヵ月ほど続けると、痛みが軽減しはじめたので、**1回1分からの小分け歩きを開始し、同じ時期から、立って行うひざ軽屈伸も加えました。**

こうした運動療法を頑張って行ったかいあって、佐久間さんのひざは少しずつまっすぐに伸びるようになり、**3ヵ月後には歩いても疲れにくくなり、少しぐらい長く歩いても、**痛みが出ることはなくなったそうです。

症状が改善し、自分の足で歩けるようになったのですから、もちろん**人工関節の手術も不要になりました。**

佐久間さんは現在も、再発予防のため、小分け歩きとひざ軽屈伸を欠かさず続けているそうです。

もう少し体力をつけ、もっと長く歩けるようになったら、四国八十八ヵ所・お遍路さんのバス旅に出かけるというのが、今の夢だそうです。

手術を回避できた最新1分体操!
手術をすすめられるほど重症の人必読!

第7章

手術をすすめられた重いひざ痛が消失!ひざが動かせない人でもらくにできる手術回避のための痛み克服法3秒足指握り

一宮西病院
人工関節センター長
巽　一郎

患者の半数近くが手術を回避！ひざの天然サポーター「大腿四頭筋」を鍛える「足指握り」で痛みが大幅改善

私は、ひざ関節を主に診る整形外科医として、15年以上にわたりおよそ380 0件の手術を行ってきました。そのため私のもとには、「今すぐ手術を受けてらくになりたい」と強く希望するひざ痛（変形性膝《ひざ》関節症）の患者さんがおおぜい訪れます。ですが私の場合、患者さんがどれだけ手術をしてほしいと強く訴えても、すぐに手術は行いません。たとえ重度の変形性膝関節症の患者さんといえども、**手術を検討する前に、自力でできる保存療法を3ヵ月間試すように指導して**います。

もともと人間には、みずからの体を健康な状態に戻す力（**自然治癒《ちゆ》力**）が備わっています。医療は、その自然治癒力を引き出す手段であるべきで、出しゃばりすぎることは慎むべきです。

そこで、私は、手術を望む患者さんに、まずは保存療法の重要性を理解してもらい、自宅で3ヵ月間、徹底的に試してもらいます。患者さんに対しては、「人工膝関節はいつでも入れられます。私は世界で一番具合よくできるように技術を磨いているので、手術は最後の手段に取っておいて、まずはいっしょに保存療法を試してみましょう」といっています。

私がそこまで保存療法をすすめるのは、たとえ手術を選択した場合でも、十分に保存療法をしてから手術をした人のほうが、術後の機能回復がいいからです。**手術は、あくまでもひざ痛治療の最終手段**と考えてください。本当に**驚くくらい、手術をしないで保存療法でひざ痛が軽減する人が多い**のです。

足指握りなど3大ケアの効果

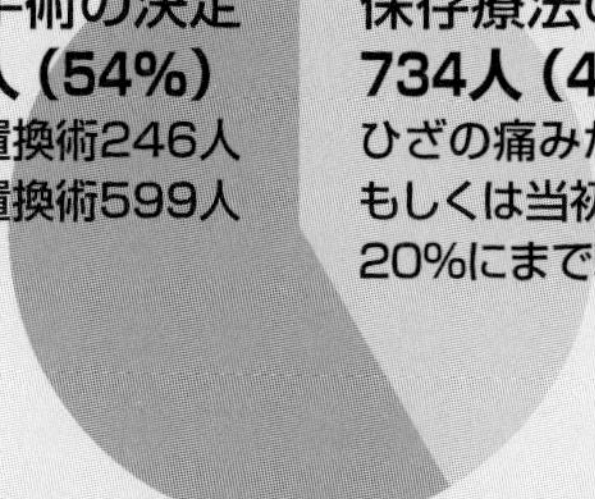
手術の決定
845人（54%）
半置換術246人
全置換術599人
保存療法の継続
734人（46%）
ひざの痛みが半減、
もしくは当初の10～
20%にまで軽減

要手術のひざ痛の患者さん1579人に3大ケアを3ヵ月間行ってもらい、ひざの具合の変化を調査した。その結果、734人の患者さんが、手術を回避できるまでに痛みが軽減した。（巽先生の治療実績による）

私がひざ痛の患者さんに指導している保存療法は、**ひざ痛の重大原因を取り除く3大ケア**というべきものです。それは、**❶減量、❷O《オー》脚を正す歩き方、❸太ももの筋肉強化**です。

まず、❶減量では、腹八分目の食事量を心がけてもらうとともに、週1回の「水だけ絶食（水やお茶以外を口にしない日を作る方法）」を行ってもらいます。ひざ関節には、歩くと体重の5倍、階段を下りるときには8倍もの負荷がかかります。週1絶食で理想体重にして、痛みがなくなり従来の運動を再開した患者さんがおおぜいいます。

次に、❷O脚を正す歩き方では、かかとから着地して足の小指を浮かせながら親指に体重を乗せて歩いてもらいます（『**小指浮かせ歩き**』という。くわしいやり方は第8章を参照）。こうすることで、ひざの内側に重心がかかり、ひざ関節の変形を促すO脚が自然に矯正されていきます。

そして、❸太ももの筋肉強化では、**「3秒足指握り」**を指導しています。足指握りのくわしいやり方については、113～114ページを参照してください。

3秒足指握りをやると、ひざを支えている太もも前面の大腿《だいたい》四頭筋が強化されます。大腿四頭筋は、誰もが持って生まれた「ひざの天然サポーター」で、体重がひざに乗ったとき、ひざが横方向にグラつくのを抑えてくれます。大腿四頭筋を鍛えてその機能を回復させれば、ひざ痛の大幅な改善が期待できます。

3大ケアを実行した患者さんは、痛みが10～20%に軒並み改善するばかりか、ほかの病院で手術をすすめられた患者さんの半数近くが、当院では手術を回避しています。

3秒足指握り

1セット1分

体操の効果 ひざを支えている太ももの天然サポーター「大腿四頭筋」をらくに強化することができる。

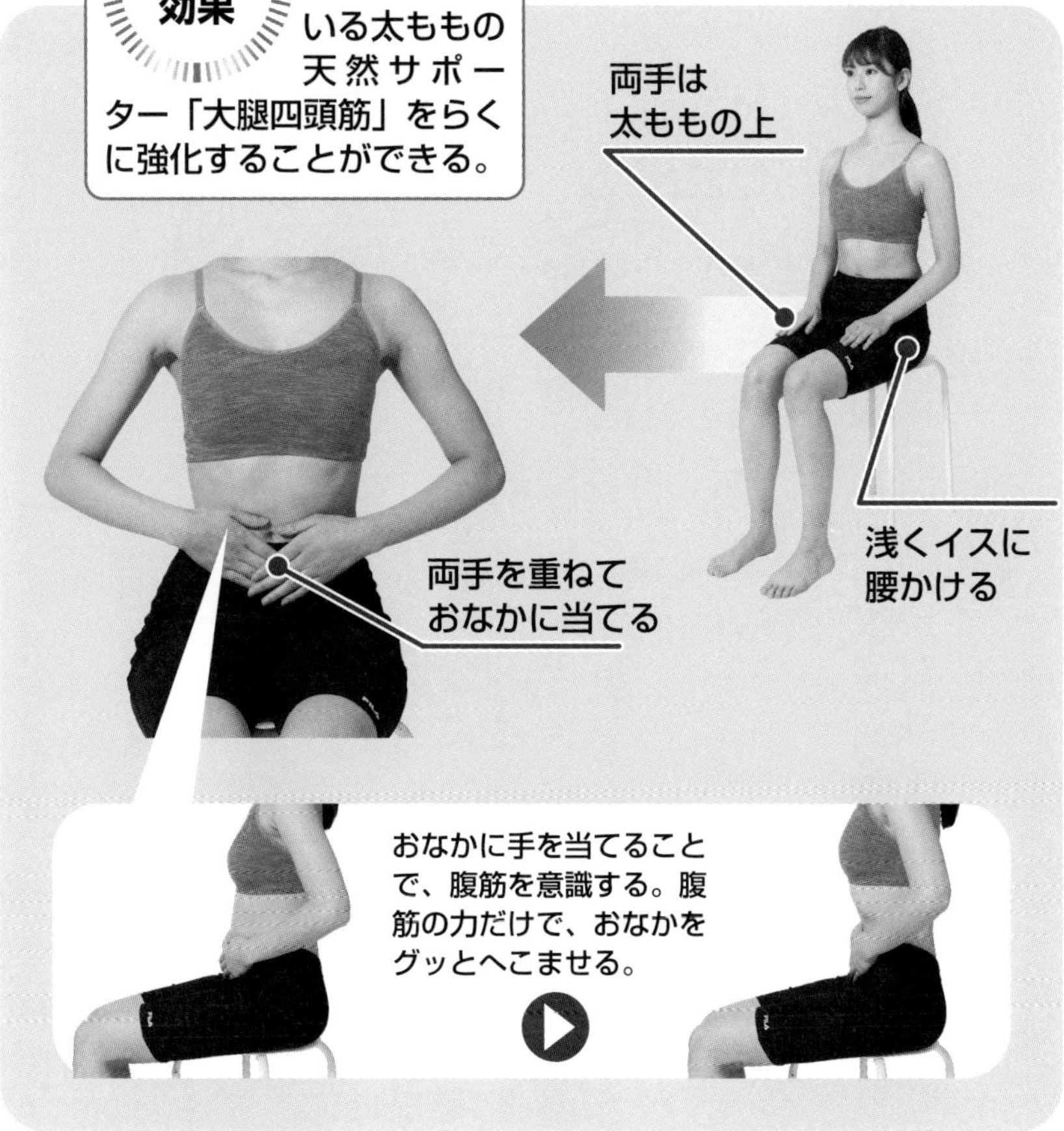
両手は
太ももの上
浅くイスに
腰かける
両手を重ねて
おなかに当てる
おなかに手を当てることで、腹筋を意識する。腹筋の力だけで、おなかをグッとへこませる。

❶ イスに浅く腰かけて、両手は太ももの上に置く。背すじはできるだけ伸ばす。

❷ ❶の状態から、両手をおなかに当てる。呼吸を止めずに、腹筋の力だけでおなかをへこませる。

3秒足指握り

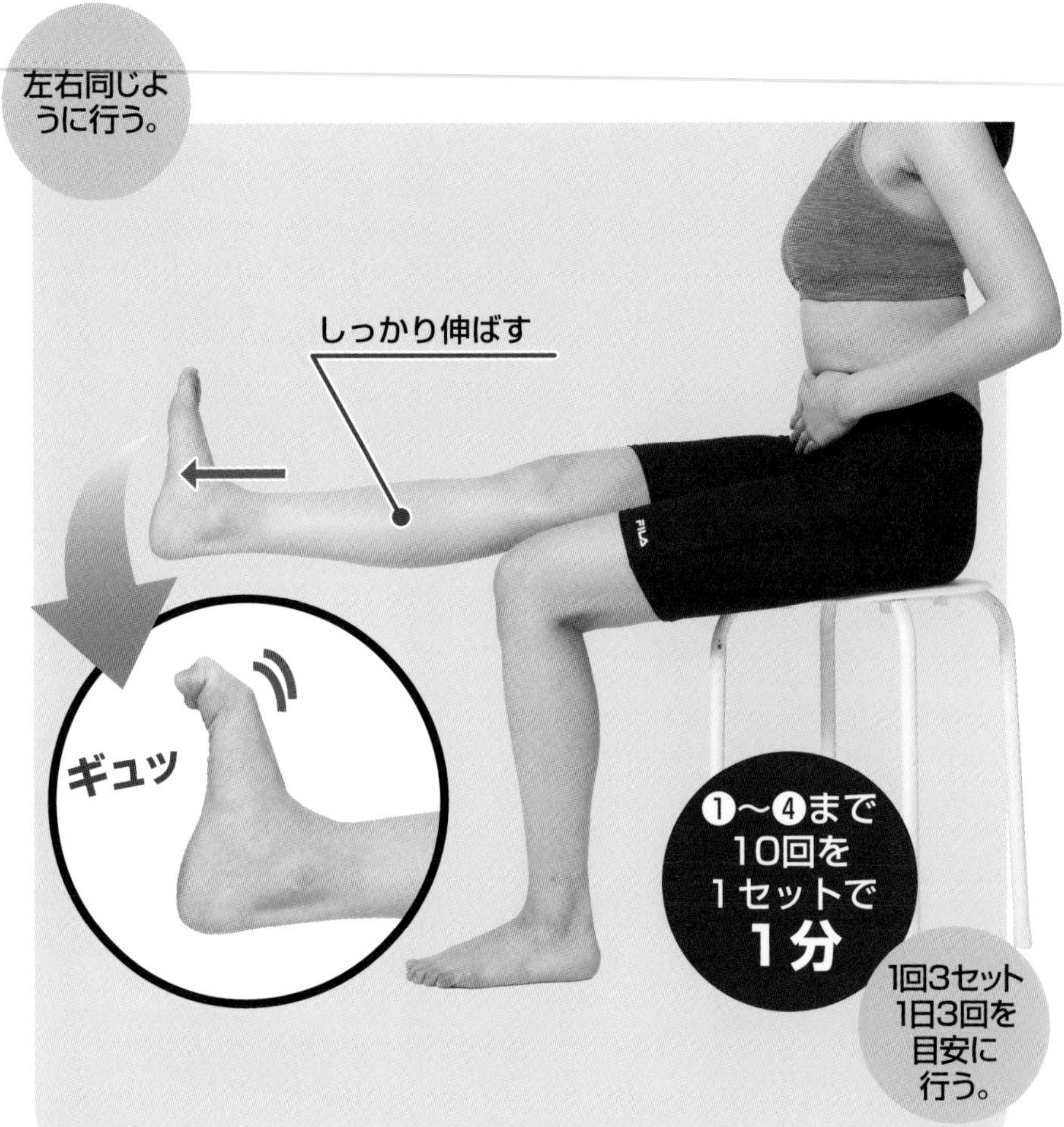
左右同じように行う。
しっかり伸ばす
ギュッ
❶〜❹まで10回を1セットで1分
1回3セット1日3回を目安に行う。

❸ 右足を床と水平になるように上げて、まっすぐ伸ばす。このとき、かかとを足裏方向へ押し出すように力を入れ、ふくらはぎの筋肉もしっかりと伸ばす。

❹ ❸の状態から、足指をギュッと握り、3秒間保つ。右足で1回行ったら足を下ろして、それと同時におなか（腹筋）の力も抜いて❶に戻る。反対側の足も同様に行う。

手術しかないといわれたひざ痛が足指握りなどの保存療法を行ったらすっかり解消し山歩きもできた

岐阜県に住む小島久雄さん（78歳・仮名）は、60歳のころから左ひざに痛みを感じるようになり、70代に入ると症状が悪化し、痛みはかなり強くなっていました。当初は近所の病院で鎮痛薬と湿布薬、ヒアルロン酸関節注射での治療を受けていたものの、症状は好転しませんでした。担当医から手術を提案されたのをきっかけに、小島さんは転院を決断して私の病院を訪れました。

小島さんのレントゲン写真を確認すると、左ひざの内側部分の軟骨がす

小島さんのレントゲン写真

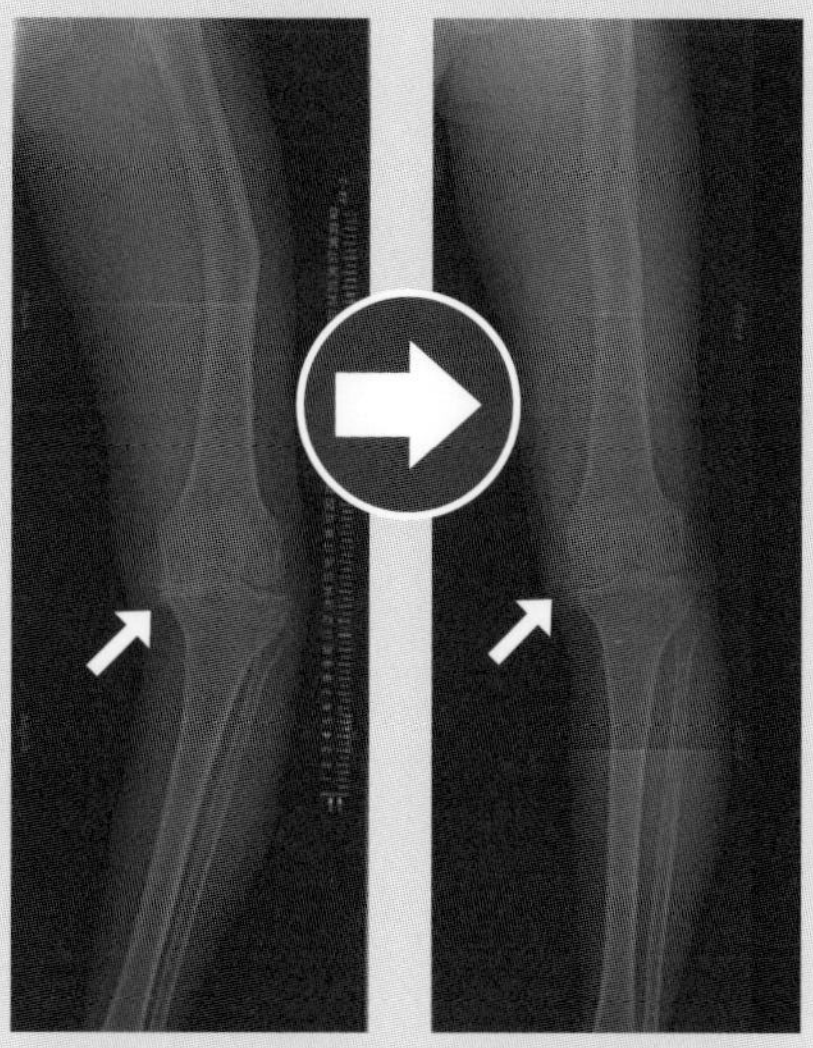

初診時と治療後の小島さんの左足のレントゲン写真。大腿骨がまっすぐに矯正され、関節の内側にもすきまができているのがわかる（白い矢印部分）。

り減って消失しているのに加え、左足の大腿骨《だいたい》が大きくゆがんでいました。若いころにバイクで転倒して大腿骨を骨折したそうですが、そのときの治療がうまくいかなかったのが原因で、大腿骨が曲がったままくっついてしまったようです。

私は、ひざ痛の患者さんに保存療法（減量、O《オー》脚を正す歩き方、太ももの筋肉強化の3大ケア）を指導していますが、このままの状態で3大ケアを行っても効果が出ないし、人工膝《ひざ》関節置換術を実施するのにも無理がありました。そこで、私はまず、大腿骨のゆがみを矯正する治療（矯正骨切り仮骨延長法）を行ったうえで、保存療法を行ってもらうことにしたのです。

その結果、治療は成功し、3ヵ月後には大腿骨がまっすぐになりました。そこで、**足指握り**で太ももの筋肉強化を行ってもらうことを中心とした3大ケアを続けてもらいました。すると、**3ヵ月後には、左ひざの痛みはすっかり解消**したのです。ひざの軟骨は完全に消失していたので、この結果は驚きでした。

これには、大腿骨がまっすぐになって大腿四頭筋がつきやすくなったこと、左のひざ関節の内側部分にすきまができて大腿骨と脛骨《けい》（すねの骨）がぶつからなくなったことが関係しています。現在では、小島さんは小走りができるようになり、趣味の山歩きを楽しめるまでに回復しています。

第8章

O脚の人はひざの軟骨がすり減ってひざ痛を招きやすく、土踏まず側に体重をかける小指浮かせ歩きで悪化が防げる

一宮西病院
人工関節センター長
巽　一郎

ひざ痛重症化を招くO脚は病院で行う矯正歩き「小指浮かせ歩き」で痛みが和らぎまっすぐ足に変わる人多数

ひざ痛（変形性膝《ひざ》関節症）の患者さんの多くは、両ひざの間が離れて外側に開く「O《オー》脚」です。実際、私のもとを訪れる患者さんの**約9割はO脚**を抱えています。

O脚になると、ひざ関節の内側に強い負荷がかかり、その部分の軟骨がすり減ります。その結果、大腿骨《だいたいこつ》と脛骨《けいこつ》（すねの骨）が直接ぶつかるようになって、激痛が現れるのです。

O脚の状態で歩くと、体重をかけるたびにひざを外に開く力が働き、足の小趾《しょうし》（小指）側に体重をかけて歩いてしまいます。このひざに負担のかかる歩き方が、変形性膝関節症を招く重大原因になるのです。そこで、こうした歩き方を修正することが、ひざ痛の症状を和らげるためには重要となります。

O脚に陥る人の歩き方には、ある共通点があります。それは、歩くときに前のめりになって頭を肩よりも前に突き出し、足の爪先から着地して、足裏の小趾側

O脚・X脚がひざ痛を招く

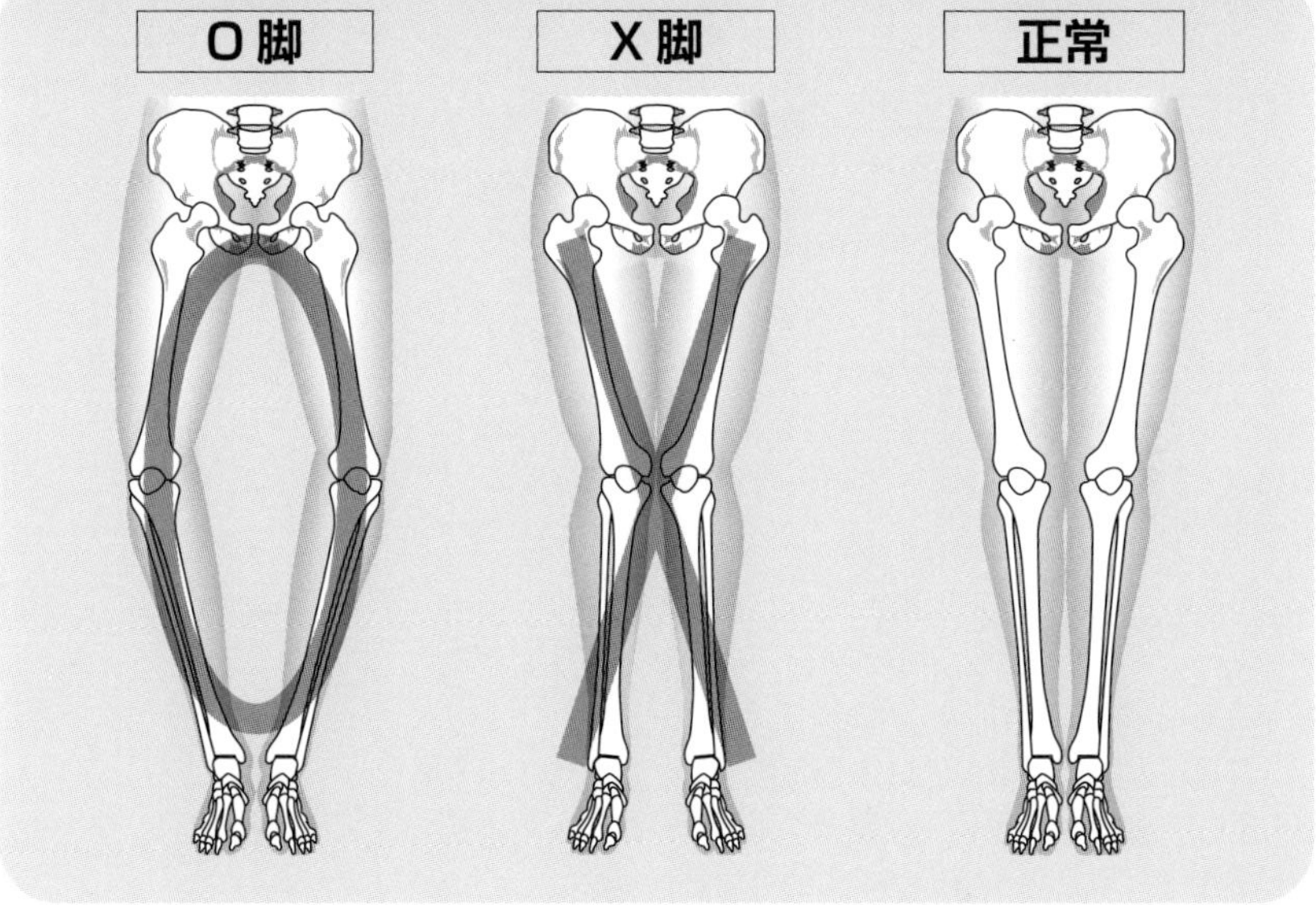

に体重をかけるクセです。私は、このような歩き方を**「ニワトリ歩き」**と呼んでいます。

ニワトリ歩きの人は、上半身が前のめりになって腰が丸まり、本来なら前に傾いている骨盤が後ろに傾きます。すると、くずれた体のバランスを支えようとして無意識のうちにひざが外に開き、O脚がますます悪化するのです。

O脚は、歩くときに体重のかけ方を工夫するだけで矯正が可能です。そうすれば、ひざが外に開かなくなり、結果としてO脚が自然に矯正されていくのです。

私が患者さんのひざをレントゲン検査で調べるさいは、必ず「ストレス撮影（力を加えてひざのゆがみがどれだけもとに戻るかを確かめる検査法）」を行います。O脚の人にストレス撮影を行うと、ひざの内側側副靱帯《じんたい》（靱帯は骨と骨をつなぐ丈夫な線維組織）が拘縮《こうしゅく》（固くこわばること）していない限り、大半の人は、正常な角度になるまでに、ひざの内側にすきまができます。これは、O脚が治る可能性がある証拠といえるでしょう。

そこで、私は、ストレス撮影と同じようにひざの角度を正常に戻すO脚矯正法として、「小指浮かせ歩き」をひざ痛の患者さんに指導しています。小指浮かせ歩きは、かかとで着地し、体重を前方に移動させるときに足裏の小指側を浮かせ、足裏の内側（親指のつけ根）に体重をかける歩き方です（くわしくは122ページの図参照）。

コツとしては、あごを引きながら、常に頭が体の真上にくるように意識して歩くことです。そうすると、おなかが出てしまう人がいるので、腹筋を引き締め、背すじ

O脚を悪化させる ニワトリ歩きとは？

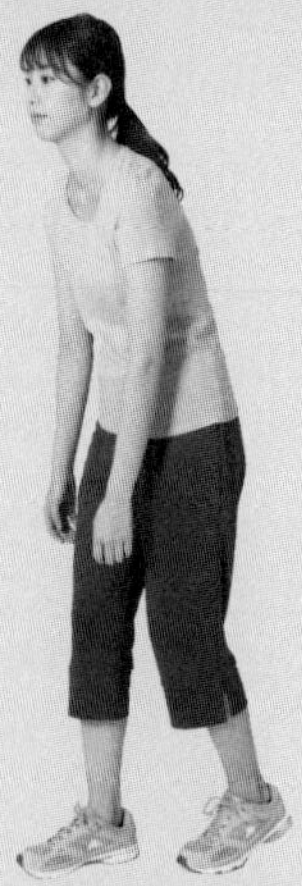

歩くときに頭を肩より前に突き出し、足の爪先から着地して、足の小指側に体重をかける歩き方のこと。今すぐ小指浮かせ歩きに改めよう。

を正して歩いてください。また、太ももの内側の筋肉を絞るように、しっかりと力を入れます。最初のうちは難しく感じるかもしれませんが、練習すれば慣れるでしょう。

小指浮かせ歩きを毎日の習慣にすると、ひざが外に開きにくくなり、ひざ関節の内側の関節軟骨のすり減りを防ぐことができます。その結果、痛みが和らぐのです。

さらに、この歩き方を長く続ければ、O脚が矯正され、まっすぐな足に変わっていきます。

O脚でひざ痛のある人は、**1日に1分からでもいいので、**少しずつ正しい歩き方をマスターしてください。しだいに姿勢がよくなり、ひざの痛みも和らぐことでしょう。

なお、O脚とは反対に、足が内側に弯《わん》曲し、ひざどうしがぶつかってしまうような状態を「X《エックス》脚」といいます。X脚の人は、ひざの関節軟骨の外側がこすれ合ってすり減ります。

X脚の人が歩く場合は、小指浮かせ歩きとは逆に、足裏の親指側を浮かせて、小指側に体重をかけるようにしてください。

小指浮かせ歩き

1セット**1**分

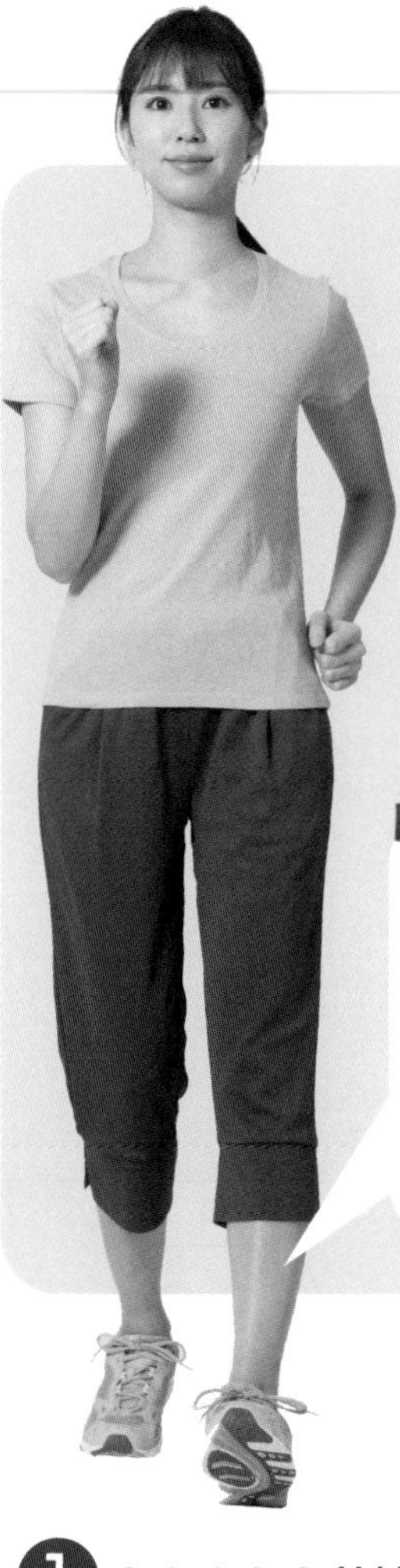

まず
1回1分
から
始めよう

体操の効果
誤った歩き方を改めることで、ひざ痛の重症化を招くO脚を矯正する。

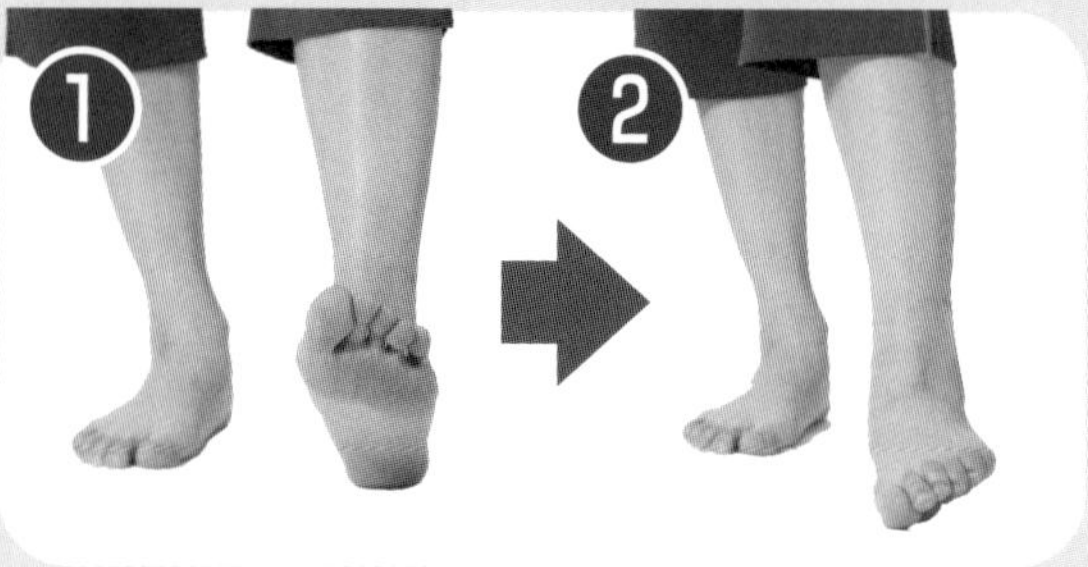

❶ かかとから着地する。

❷ 体重の前移動とともに、足裏の小指側を浮かせながら、親指のつけ根に体重をかけていく。

※X脚の人は、❷で足裏の親指側を浮かせて小指側に体重をかける。

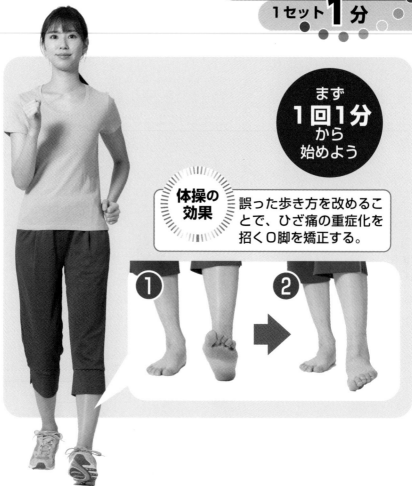

O脚の人必読！

典型的なO脚で両ひざの慢性痛に悩んだが、小指浮かせ歩きでまっすぐ足になり手術を回避

東京都に住む西川英子さん（当時83歳・仮名）は、60歳ごろから両ひざの慢性的な痛みに悩まされていました。かかりつけの整形外科では、湿布薬や鎮痛薬を処方されるとともに、リハビリ（機能回復訓練）も行ってきました。

ところが、西川さんは70歳を過ぎたころから、左ひざの痛みが悪化したそうです。このころから、両ひざに装具を着け、杖《つえ》を使って歩くようになりました。80歳を超えた西川さんに、かかりつけの整形外科医は手術を提案しました。そこで、西川さんは私の病院を訪れたのです。

私が診察したときには、西川さんの太ももの筋力は極端に衰えていました。長年装具を使っていたことと、ひざの痛みなどから積極的に歩くことが少なくなったためと思われます。さらに西川さんは、身長148チセン・体重72キロと明らかな肥満体形で、両足は典型的なO脚《オー》。まさに、ひざ痛となる原因を十分すぎるほど持ち合わせていたのです。

そこで、西川さんには、従来の治療と併せ、3ヵ月間、自宅で保存療法に取り組むように指導しました。保存療法では**「減量」「O脚を正す歩き方」「太ももの筋力強化」**の**3大ケア**を行います。食事を減らし、**「足指握り」**で大腿《だいたい》四頭筋を鍛え、さらに**「小指浮かせ歩き」**でO脚を矯正するというわけです。

3ヵ月後、西川さんは体重が2キロ近く減り、痛みも少しだけらくになったとのことでした。改善の兆しが現れたのでさらに3ヵ月間、3大ケアを継続してもらうことにしました。その結果、18キロもの減量に成功し、肥満がすっかり解消したのです。太ももには筋肉がかなり戻り、肉づきもよくなりました。さらに**正しい歩き方を身につけたことで、O脚も改善してまっすぐな足になった**のです。

痛みが軽くなり、結果的に手術を回避できた西川さんは、今では杖を使えば30分ほど続けて歩けるようになりました。ひざの痛みも、ときどきはあるようですが、鎮痛薬を飲むほど強い痛みではないそうです。

西川さんのレントゲン写真

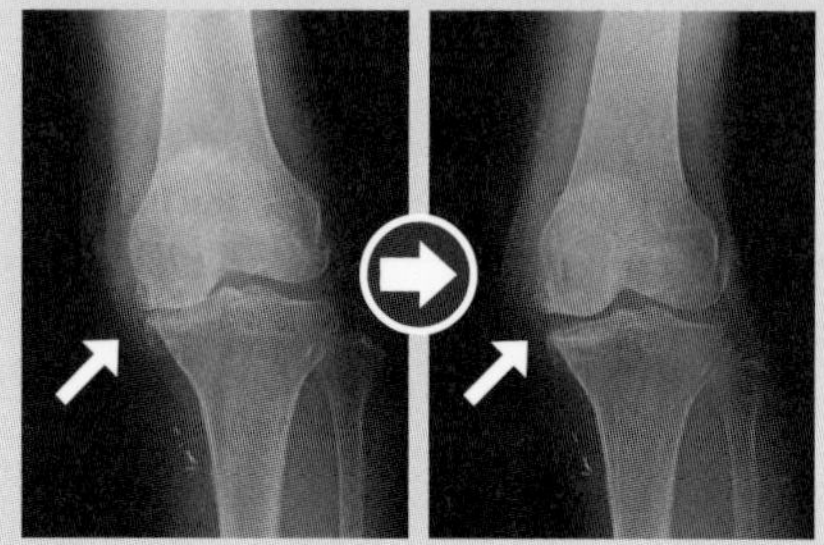

初診時と保存療法を行って6ヵ月後の西川さんの左ひざのレントゲン写真。関節の内側にすきまができたのがわかる（白い矢印部分）。

第9章

最新治療でひざ痛はここまで治せる！新薬から手術、再生医療まで令和のひざ痛医療教えます

千葉大学大学院
医学研究院特任教授
渡辺淳也

【薬物療法】最も多く使われるNSAIDsやアセトアミノフェン、ヒアルロン酸注射など、効きめと使い方を徹底解説

変形性膝《ひざ》関節症の薬物療法では、さまざまな薬が処方されます。薬の種類には大きく分けて、**「内服薬（飲み薬）」「湿布薬」「塗り薬」「坐薬《ざやく》」**の4種類があります。通常、内服薬は頓用《とんよう》、塗り薬や湿布薬は痛みが慢性化した場合の長期使用、坐薬は耐え難い痛みがあるときの緊急用として使われます。

まず、内服薬について説明します。内服薬として最もよく処方されるのは鎮痛薬で、**NSAIDs《エヌセイズ》**（非ステロイド性抗炎症薬）と**アセトアミノフェン**が多く使われます。

NSAIDsは、ロキソニン、インフリー、インテバン、ボルタレンなどの製品名が知られています。体内の炎症を鎮める薬で、主に痛みが関節の中にある場合によく効きます。ただし、副作用として胃腸障害が現れることがあり、胃痛や吐きけ、ときには胃潰瘍《かいよう》になるというケースもあります。そのため、多くの場合、いっしょに胃薬が処方されています。

ＮＳＡＩＤｓは、長期間服用を続けると、腎《じん》機能低下、肝機能低下、造血機能低下といった重大な副作用を招く可能性があるため、長期、連続しての服用はあまり好ましくありません。

痛みが比較的軽い場合は、解熱鎮痛薬の「アセトアミノフェン」が処方されることがあります。炎症を抑える作用はありませんが、胃腸への負担が少なく、痛みが軽度な人に適しています。

ひざ痛の中には、神経障害が関与してビリビリ・ジンジンと痛む「神経障害性疼痛《とうつう》」が現れることがあります。その場合には、**プレガバリン**（製品名はリリカ）、ミロガバリンベシル酸塩（製品名はタリージェ）などの神経障害性疼痛治療薬が処方されます。

通常の鎮痛薬を飲みつづけても効果が現れない場合、「**オピオイド系鎮痛薬**」が用いられることがあります（トラマドール。製品名はトラマール、トラムセット）。いわゆる麻薬で、有効率が高い一方、副作用の出現率も高く、便秘や吐きけなどが現れることもあります。

また、痛みを感じる脳の働きを整える作用のある**鎮痛補助薬**（デュロキセチン。製品名はサインバルタ）や、中枢神経に働きかけてこわばった筋肉を和らげる作用のある**筋弛緩《しかん》薬**が処方されることもあります。

次に、**湿布薬**や**塗り薬**について説明します。変形性膝関節症の薬物療法では、しばしば湿布薬や塗り薬などの外用薬が処方されます。

外用薬にはＮＳＡＩＤｓの成分が含まれており、患部に貼《は》ったり塗ったりすることで経皮吸収（皮膚から吸収すること）され、炎症を鎮める効果が期待できます。内服薬のような胃腸障害や内臓疾患《しっかん》の心配が少なく、長期使用も可能です。一方、かゆみやかぶれ、アレルギー反応を起こすこともあり、皮膚が過敏な人は注意が必要です。

鎮痛薬や湿布薬などで痛みが引かない場合には、ひざ関節内に**ヒアルロン酸関節注射**を打つことがあります。

ヒアルロン酸は、グリコサミノグリカン（ムコ多糖）という高分子の成分で、ひざの動きを滑らかにし、クッションの役割を担うことに一役買っています。変形性膝関節症では、関節液中のヒアルロン酸の量が少なかったり、弾性や粘性が低下していたりするため、不足するヒアルロン酸を注射器で関節内に注入します。

ひざ関節にヒアルロン酸を注入すると、痛みが和らぐほか、ひざの動きが滑らかになったり、関節軟骨の栄養になったりするといった効果が期待できます。

変形性膝関節症で処方される主な薬

●内服薬

目的	分類	一般名	製品名	効果
鎮痛薬	非ステロイド性抗炎症薬（NSAIDs）	ロキソプロフェン	ロキソニン	薬物療法で最も処方される鎮痛薬。よく効く薬だが、胃痛や吐きけ、胃潰瘍といった胃腸障害、腎・肝障害などの副作用が現れやすい。
		ジクロフェナクNa	ボルタレン	
		セレコキシブ	セレコックス	
		エトドラク	オステラック ハイペン	
	アセトアミノフェン	アセトアミノフェン	カロナールなど	胃腸への負担が少ない。欧米では鎮痛の第1選択薬となっている。
	神経障害性疼痛治療薬	プレガバリン	リリカ	ひざ痛の原因として、神経障害が疑われる場合に、処方されることがある。
		ミロガバリンベシル酸塩	タリージェ	
	オピオイド系鎮痛薬	トラマドール	トラマール トラムセット	脳内の鎮痛にかかわる受容体を刺激し、脳に痛みの信号を伝えにくくする働きがある。また、痛みを抑える神経伝達物質の働きを活性化する働きもある。
鎮痛補助薬		デュロキセチン	サインバルタ	うつ病の薬として有名だが、2016年からは「慢性腰痛症に伴う疼痛」の薬として保険適用になった。ひざ痛が長引いている場合に処方されることがある。
筋弛緩薬		チザニジン	テルネリン	硬直した筋肉を柔軟にする目的で使われる。変形性膝関節症でも、ひざ周辺の筋肉がこり固まっている場合に処方されることがある。
		クロルフェネシンカルバミン酸エステル	リンラキサー	
		エペリゾン	ミオナール	

●注射療法

鎮痛薬や湿布薬などで強い痛みが引かない場合には、ひざ関節内にヒアルロン酸注射を打つことがある。

【理学・装具療法】O脚を矯正する足底板やサポーター でひざへの負担を軽くでき、市販品でも有効

変形性膝《ひざ》関節症の治療法の一つに、装具を用いる「装具療法」があります。装具療法では、装具を用いることでひざ関節にかかる負担を軽減し、関節を安定させることで痛みを和らげます。

装具は、**関節の変形を治す効果はありませんが、ふだんの生活でひざ関節にかかる負担を軽減するのに役立ちます。**希望する人は医師に相談して、自分の関節の状態に合ったものをすすめてもらうといいでしょう。

変形性膝関節症の治療に用いる装具には、次のようなものがあります。

●サポーター　サポーターは、ひざ痛のみならず、ひじ、手首、足首などさまざまな関節症の改善に役立つ装具です。ひざ痛の患者さんの中にも、サポーターを使用する人は少なくありません。

サポーターの着用は、患部を温めることが目的です。ひざを温めると患部の細胞の新陳代謝（古いものと新しいものの入れ替わり）が促され、炎症を鎮める

効果が期待できます。また、ひざが守られているという安心感も得られます。

サポーターはさまざまなタイプのものが市販されています。薄型で伸縮性や保温性の高い医療用タイプを選ぶといいでしょう。

●足底板　O《オー》脚タイプやX《エックス》脚タイプの変形性膝関節症の初期には、靴や靴下の下に忍ばせる足底板を活用すると、痛みが緩和される効果が得られます。

足底板は、物理的な作用で変形したひざ関節の角度を一定程度、補整できる治療法です。O脚の人の場合、足底板を使って足の外側を高くし、内側を低くします。こうすることで、ひざの内側に偏っていた負荷が軽くなって痛みが和らぐのです。足底板には、靴の中へ忍ばせる中敷きタイプと、足裏に直接つける室内用タイプがあります。初期や中期の患者さんには有効ですが、変形が進行した末期の患者さんの場合は、あまり改善効果は期待できません。

●ブレース　ひざに装着する自助具に、ブレースという装具があります。O脚で、いわゆるガニまたになった両足を矯正し、ひざ関節に偏った負荷がかかるのを防ぐ効果があるとされています。ただし、ひざ周辺にブレースがぶつかって痛みが出る例もあり、期待できるほどの効果が得られずに使用をやめてしまう患者さんもいるようです。

【内視鏡手術】手術の中で最も負担が軽く、術後の回復も早いが適応が限られ効果も一時的

内視鏡手術（関節鏡手術）は、腰椎麻酔《ようつい》をしてから、ひざのお皿（膝蓋骨《しつがい》）の周辺に1チセンほどの小さな切開口を2〜3ヵ所あけてカメラのついた関節鏡（内視鏡）を挿入し、炎症の原因となるこすれ落ちた軟骨や断裂した半月板、炎症を起こした滑膜などを取り除き、ひざ痛を改善する手術法です。

医師は、関節鏡のカメラで映した画像をモニターで観察しながら、別の穴から手術器具を挿入します。そして、手術器具を操作して関節軟骨や半月板の変性した部分を切除します。半月板が断裂している場合には、切除せずに縫合することもあります。

滑膜の炎症が強くて水がたまりやすい人、半月板損傷や関節遊離体（いわゆる関節ネズミ。関節の中に骨や軟骨のかけらが見られる病気）のある人など、ひざ痛の原因がはっきりわかっている人に、特に有効です。

内視鏡手術の最大の利点は、**切開部が小さいため体力的負担が少ない**ことです。

ひざの内視鏡手術

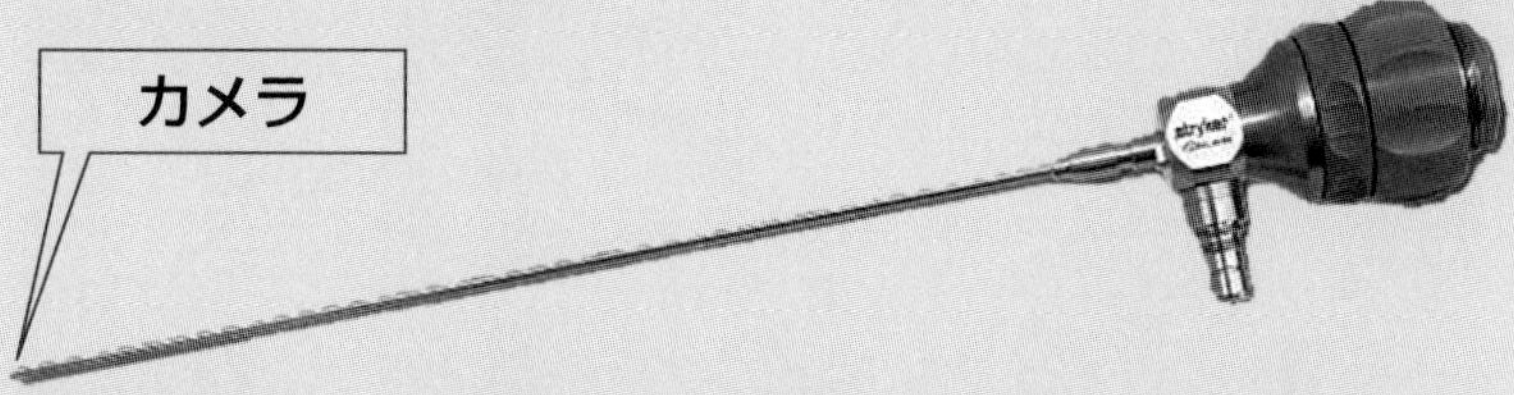

ひざの周辺に1センチ程度の切開口を2～3ヵ所あけてカメラのついた関節鏡（上の写真）を挿入し、炎症の原因となるこすれ落ちた軟骨や断裂した半月板、炎症をきたした滑膜などを取り除き、ひざ痛を改善する手術法。

手術時間は1時間前後と短く、手術当日は翌朝まで安静にしますが、翌日からは歩くことができます。**入院も1日程度と短期間ですみ、多くの場合2～3日で通常の生活に戻れます。**術後、2～3ヵ月でひざの違和感はほとんどなくなり、半年以上痛みがない状態が続いている場合は、その後も除痛効果が長く続くようです。

また、内視鏡手術は、糖尿病や心臓病などの持病があるために体に負担のかかる手術を行えない患者さんにも適応できます。

ただし、内視鏡手術はひざの関節軟骨が再生するわけではないので、あくまで痛みを軽くし、変形性膝《ひざ》関節症の進行を遅らせることを目的として行います。そうした意味では、効果は一時的なものといえるでしょう。

【人工関節置換術】ひざの痛みを取る効果が最も高く可動域も広がるが正座や激しい運動は不可

変形性膝《ひざ》関節症が進行し、痛みがとても強くて歩行することが困難になった場合、**人工膝関節置換術**が検討されます。この手術は、ひざ痛治療における最後の切り札のような存在です。**変形したひざ関節の骨をインプラント（人工の関節）と置き換える**というもので、ひざ関節の一部のみを入れ換える「片側置換術」（UKA）と、関節の接合部全体を入れ換える「全置換術」（TKA）に分けられます。

インプラントの材質は、セラミックやコバルト・クロム合金、チタン合金などです。関節軟骨や半月板、膝蓋骨《しつがい》に相当する部分には、超高分子ポリエチレンを使用します。

人工膝関節置換術の手術を受けると、痛みはほぼ完全に消え、可動域（動かせる範囲）が広がって滑らかにひざを動かすことができるようになります。O《オー》脚やX《エックス》脚がある場合には、まっすぐな足に矯正され、歩行時にひざのグラつきがある人は、それも解消されて安定して歩けるようになります。

人工関節は、材質、構造ともに常に研究・開発が進み、動作はかなり進歩していますが、正座や激しい運動などの動作はできません。とはいえ、全く歩けないような状態から比べると、ＡＤＬ（日常生活動作）は劇的に向上します。

人工膝関節置換術で用いられるインプラントは、耐用年数が20～25年ほどであることから、基本的には60歳未満の人は適応外になります。

しかし現在では、技術の進歩により耐用年数も長くなったと考えられるようになり、60歳未満の人にもこの手術を行うことがあります。

人工関節置換術

人工膝関節（インプラント）

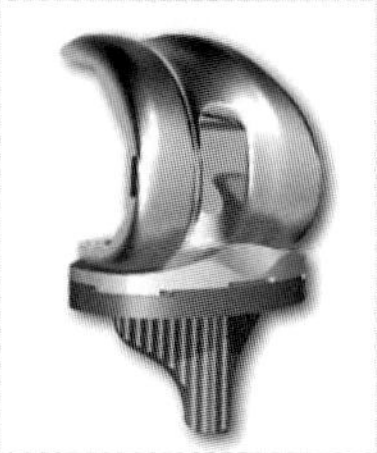

全人工膝関節置換術で用いられるインプラント。体重をしっかり支える部品だけあって、ずっしりとした重量感があるが、体の中に入ってしまえば違和感はない。

❶
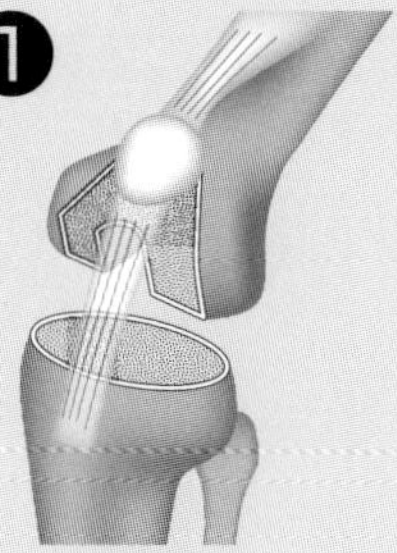

骨の損傷面を取り除く

❷
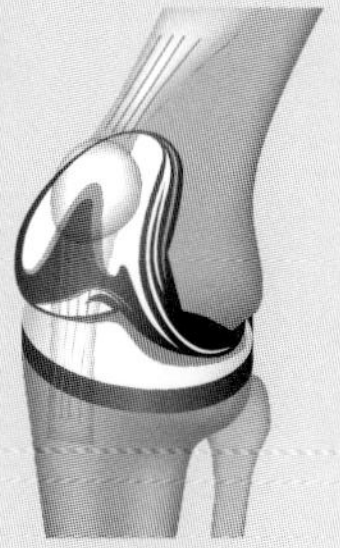

骨の代わりのインプラントを固定

【再生医療】ひざの軟骨損傷や変性半月板の修復に有効性が認められ、さらなる実用化に期待大

再生医療とは、人の細胞が持つ「自然治癒《ちゆ》力」を引き出して機能の回復を図る治療法です。整形外科の分野では、骨・軟骨・半月板の再生医療が一部の大学病院や医療機関で始まっています。

変形性膝《ひざ》関節症の場合、重症化すると手術に頼らざるを得ないのが実情ですが、こうした手術適応例において、組織修復力を持つ再生医療の治療効果が期待されています。

現在、最も多く行われている再生医療が**「ＰＲＰ療法」**（自己多血小板血漿《けっしょう》注入療法）です。

血小板とは、血液に含まれる細胞のことで、血液を固める働きのほかに、組織の修復を促す成長因子を出す働きがあります。ＰＲＰ療法では、**血液から、血小板が多く含まれる血小板血漿（ＰＲＰ）を抽出し、患者さん自身の患部に注入し**ます。すると、その部分の組織の修復が促されていくのです。

ＰＲＰは自分の血液から抽出するため、**薬物治療のような副作用がほとんどない**という利点があります。反面、ＰＲＰは軟骨や半月板にはならないので、完全に軟骨がなくなってしまった重症のひざ痛に対する効果は低下します。変形性膝関節症では、関節の炎症を抑えて痛みを和らげ、軟骨や骨の変形の進行を防ぐ目的で、ＰＲＰ療法が用いられます。

ひざの再生医療

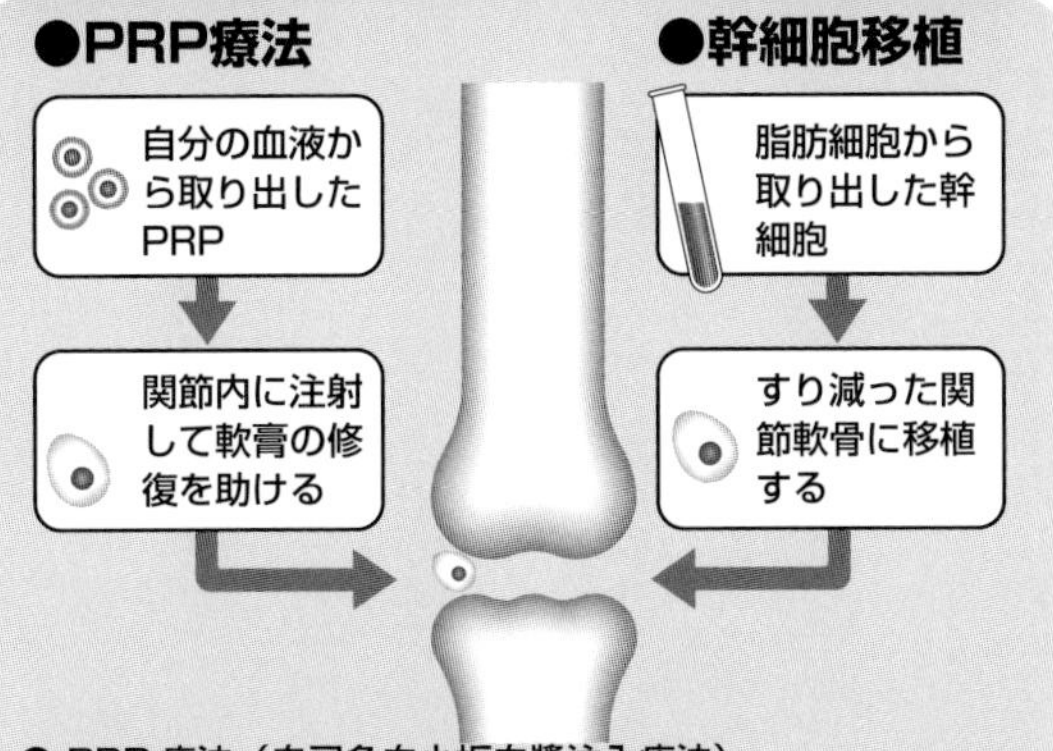
●PRP療法
自分の血液から取り出したPRP
関節内に注射して軟骨の修復を助ける
●幹細胞移植
脂肪細胞から取り出した幹細胞
すり減った関節軟骨に移植する

● PRP 療法（自己多血小板血漿注入療法）
　自分自身の血液を遠心分離機にかけて取り出した PRP を患部に注入して、血小板に含まれる成長因子で軟骨組織の修復を助ける治療法。
●幹細胞移植（脂肪由来幹細胞移植）
　脂肪由来の幹細胞を、ひざ関節に移植して、すり減った軟骨組織の再生を図る治療法。自分の脂肪細胞を用いるため安全に行える。

ＰＲＰを用いる再生医療には、次世代ＰＲＰ療法とも呼ばれている**「ＡＰＳ療法」**（自己たんぱく質溶液注入療法）もあります。これは、ＰＲＰをさらに脱水処置して特殊加工することで、**炎症を抑える働きをするたんぱく質と軟骨を守る成長因子を高濃度に抽出した自己たんぱく質溶液（ＡＰＳ）を患部に注射する**ものです。

　このほかの再生医療には、**「幹細胞移植」**があります。これは、衰えたひざの関節軟骨を再生させて痛みを抑える再生医療です。

幹細胞とは、皮膚や血液など、絶えず細胞が入れ替わる組織を保持するために、新しい細胞を再び産生して補充する能力を持つ細胞のことです。幹細胞には、分化能（皮膚、血液、神経、血管、骨、筋肉など細胞を作り出す能力）と、自己複製能（みずからと同じ能力を持つ細胞に分裂することができる能力）の2つの能力があります。

幹細胞を使って行う再生医療では、ＥＳ細胞やｉＰＳ細胞などの多能性幹細胞（体のどのような細胞でも作り出せる細胞）を使った治療の研究が進んでいます。ところが、倫理的な問題や拒絶反応、細胞のがん化の危険性などの課題があり、実用化には至っていないのが現状です。

変形性膝関節症の治療で実用化されているのは、**「間葉系幹細胞」**による軟骨再生療法です。

間葉系幹細胞は骨髄《こつずい》に由来する非造血系の細胞ですが、骨髄ばかりか脂肪や骨膜などから比較的容易に取り出すことが可能です。しかも、骨芽細胞や脂肪細胞だけでなく、軟骨細胞や筋細胞、神経細胞にも分化する能力を持っています。**患者さん自身の細胞を使うため拒絶反応や副作用もなく、増殖に伴う老化の影響や**

分化能の低下が少ないのも大きな特徴です。

培養幹細胞治療では、おなかの脂肪から採取した間葉系幹細胞を培養してひざ関節内に注入する治療や、ひざの滑膜から採取した間葉系幹細胞を関節内に定期的に注入したり、半月板損傷に対する内視鏡手術のさいに幹細胞を移植したりする治療が行われています。

さらに、軟骨細胞そのものを取り出して培養し、欠けた軟骨の再生を促す**「自家培養軟骨移植」**の研究も進み、実用化されています。患者さん自身の軟骨から取り出した細胞を培養し、ひざ軟骨が欠けた箇所へ移植することにより、痛みなどの症状を緩和します。

これらの再生医療は、一部を除き自由診療となり、全額が自己負担となります。費用は医療施設によって大きく異なりますが、1回につき、PRP療法は5万～20万円、培養幹細胞治療は100万～300万円程度とされています。医療機関が再生医療を行う、あるいは特定細胞加工物を製造する場合には、厚生労働省への届け出が必要と法律で定められています。再生医療を受けようと考える人は、その施設が「再生医療等提供機関」として登録されているか、必ず確認のうえ、受診するようにしてください。

解説者紹介

※解説順

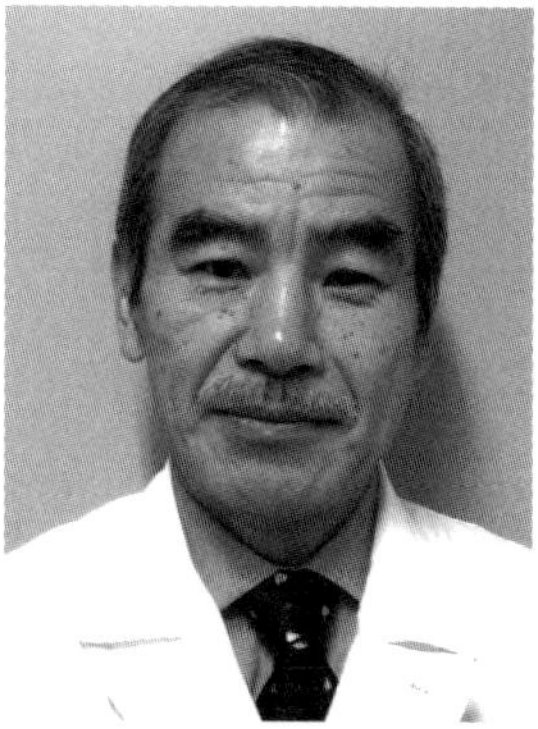

順天堂大学医学部 整形外科学特任教授
社会医療法人社団順江会江東病院　理事長

黒澤《くろさわ》 尚《ひさし》先生

東京大学医学部を卒業後、東京大学整形外科助手、都立台東病院整形外科医長、米国ハーバード大学Brigham & Women's病院留学、東京大学医学部整形外科講師、東京逓信病院整形外科部長、順天堂大学整形外科主任教授、順天堂東京江東高齢者医療センター副院長、順天堂大学医学部整形外科学特任教授を経て、現在は社会医療法人社団 順江会江東病院理事長。日本整形外科学会整形外科専門医・評議員、日本整形外科学会スポーツ認定医、日本体育協会認定スポーツ医、日本関節鏡・膝・スポーツ整形外科学会名誉会員。専門は、腰・ひざなどの関節痛、スポーツ外傷、関節鏡手術、運動療法。1980年代初頭、世界で初めて内視鏡下での膝前十字靭帯損傷の再建術を行う。1980年代後半より、「黒澤式ひざ体操」を提唱・実践。自宅でできる運動療法により、ひざ痛の改善、さらには再発予防が可能であることが世界で実証され、現在ではひざ痛治療のスタンダードになっている。

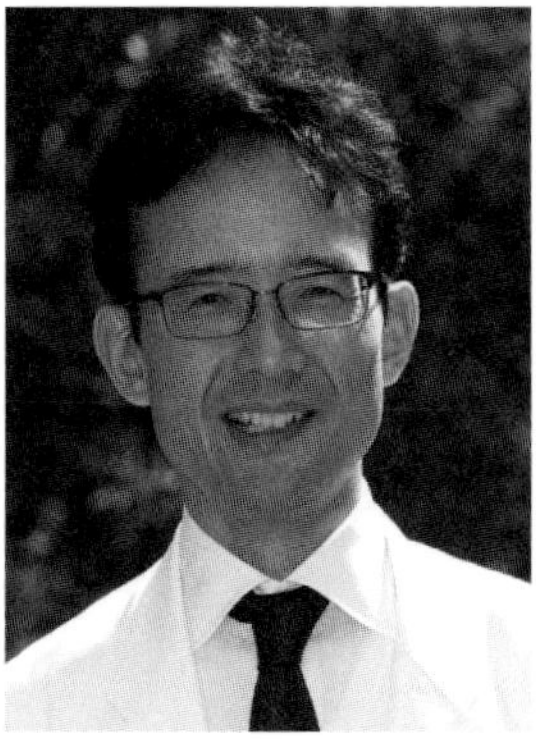

高知大学医学部整形外科教授

池《いけ》内《うち》昌《まさ》彦《ひこ》先生

高知医科大学医学部を卒業後、高知大学教育研究部医療学系准教授などを経て、2014年より高知大学医学部整形外科教授。日本関節鏡・膝・スポーツ整形外科学会理事、日本関節病学会理事、日本運動器疼痛学会理事。専門は関節病学、膝関節外科、スポーツ医学。特に、変形性膝関節症、関節痛にくわしい。

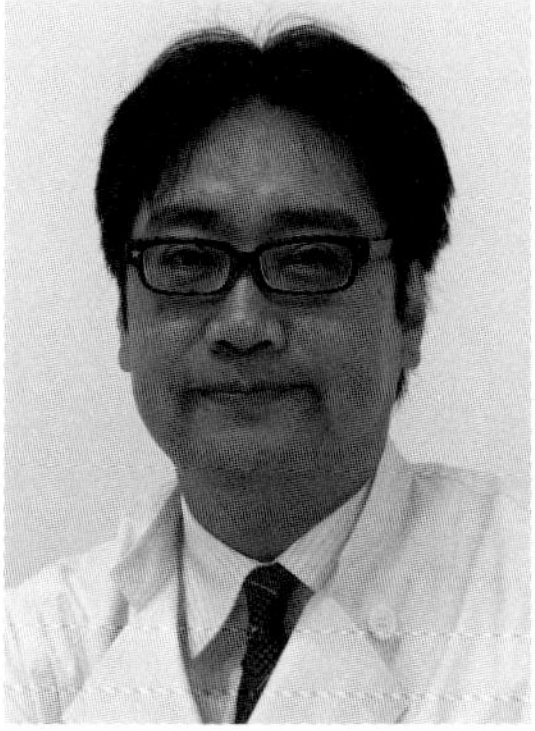

千葉大学大学院医学研究院特任教授

渡《わた》辺《なべ》淳《あつ》也《や》先生

千葉大学医学部卒業後、同大学附属病院整形外科、東千葉メディカルセンターリハビリテーション科部長などを経て、2016年より現職。日本整形外科学会専門医、日本整形外科学会スポーツ認定医、日本整形外科学会リウマチ認定医、日本リハビリテーション学会臨床認定医。

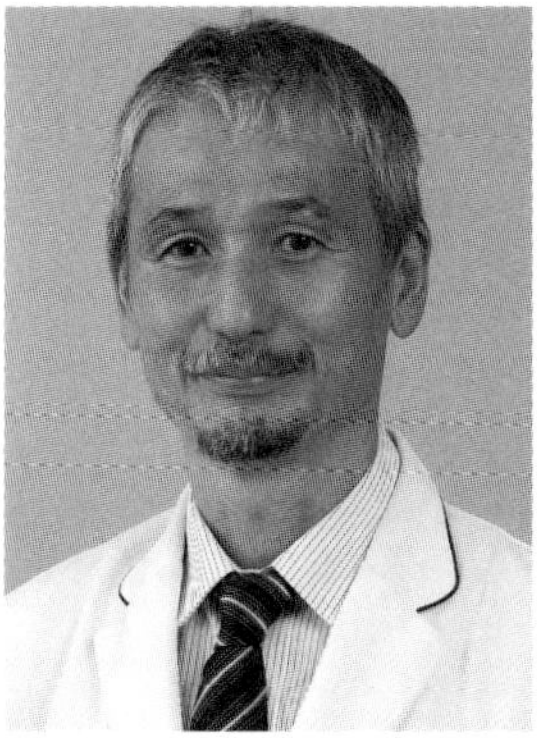

一宮西病院・人工関節センター長

巽《たつみ》　一《いち》郎《ろう》先生

大阪市立大学を卒業後、同大学医学部整形外科、大阪府立身体障害者福祉病院、湘南鎌倉総合病院人工膝関節センター長などを経て、2020年より現職。米国メイヨー・クリニック、英国オックスフォード大学で最先端の技術を学び、体への負担が少ない人工関節の手術「半置換術」など、日本屈指の手術技術を持つ。

あなたの不調、癒します!

400万部突破! 文響社の健康書シリーズ

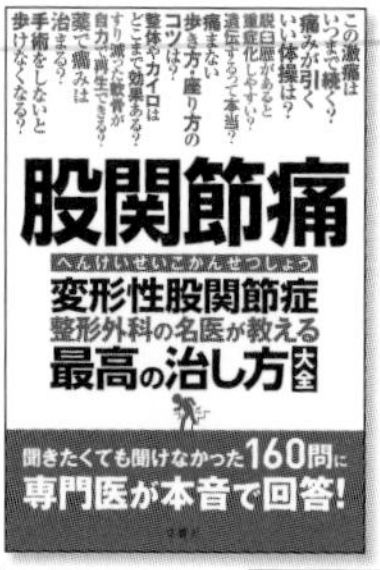

定価
1,738円(税込)
ISBN 978-4-86651-306-5

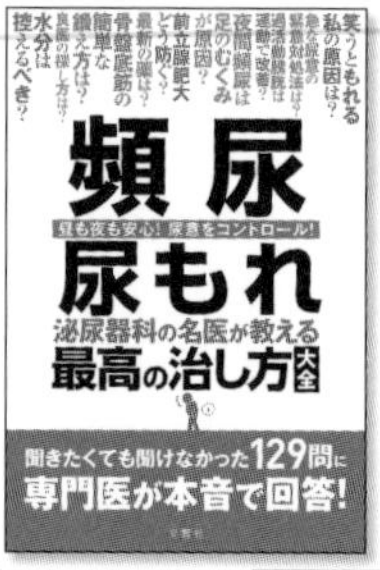

定価
1,738円(税込)
ISBN 978-4-86651-311-9

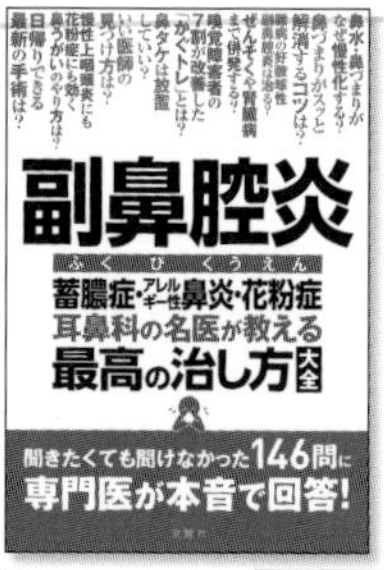

定価
1,738円(税込)
ISBN 978-4-86651-319-5

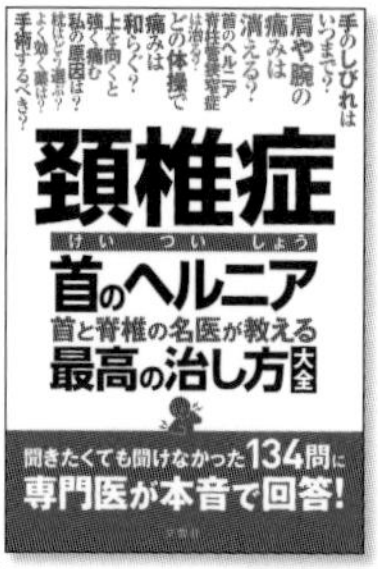

定価
1,738円(税込)
ISBN 978-4-86651-327-0

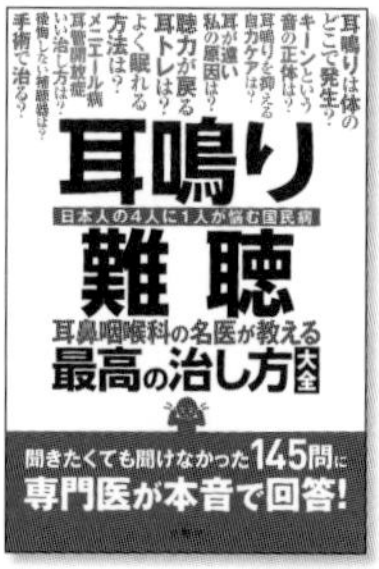

定価
1,738円(税込)
ISBN 978-4-86651-328-7

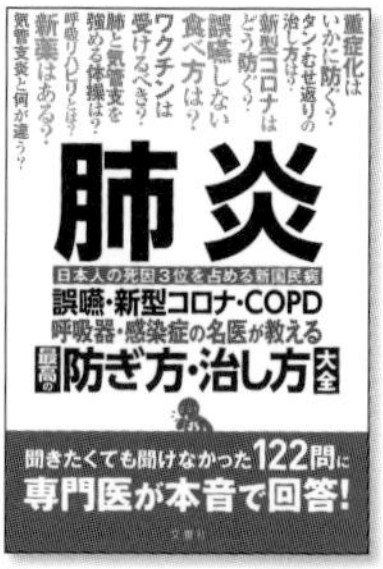

定価
1,738円(税込)
ISBN 978-4-86651-330-0

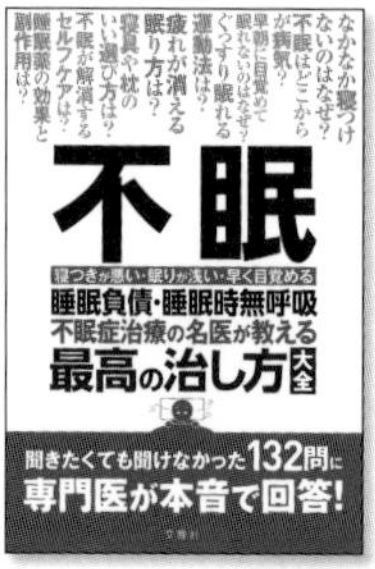

定価
1,738円(税込)
ISBN 978-4-86651-331-7

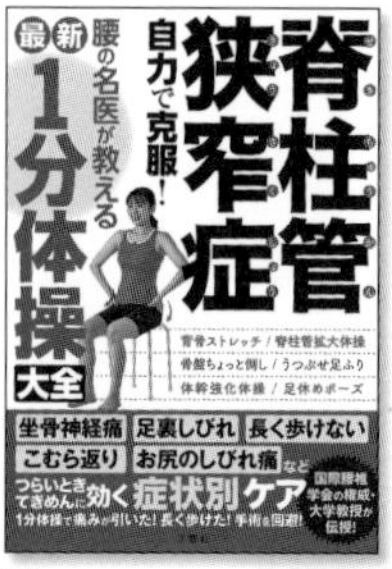

定価
1,518円(税込)
ISBN 978-4-86651-329-4

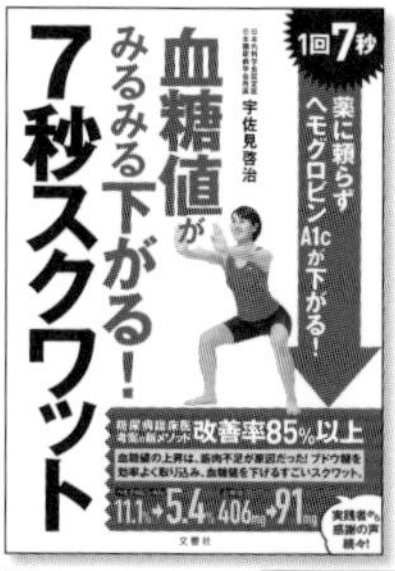

定価
1,958円(税込)
ISBN 978-4-86651-202-0

お求めはお近くの書店または
☎0120-966-081へ

あなたの不調、癒します!

75万部突破! 名医のQ&Aシリーズ

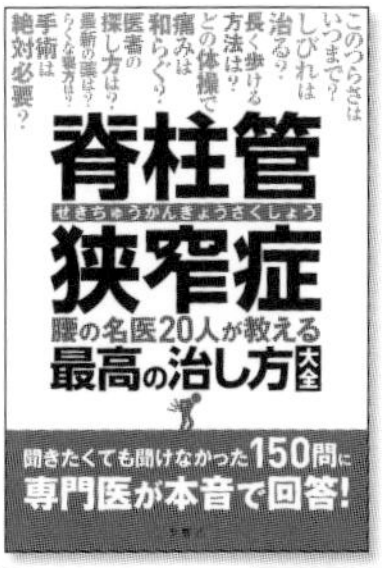

定価
1,738円(税込)
ISBN 978-4-86651-162-7

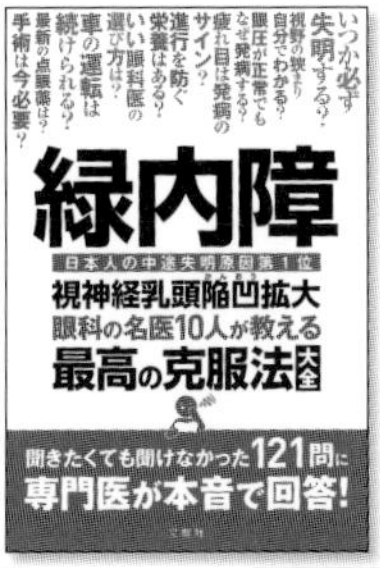

定価
1,738円(税込)
ISBN 978-4-86651-275-4

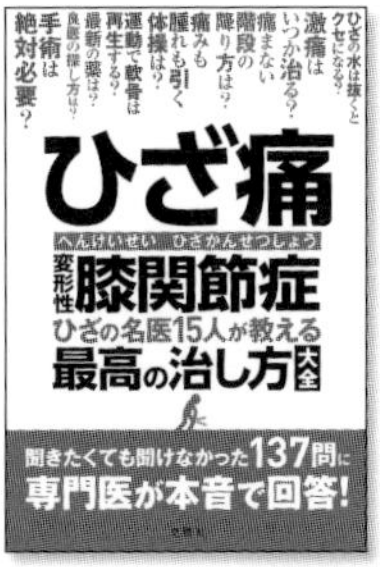

定価
1,738円(税込)
ISBN 978-4-86651-245-7

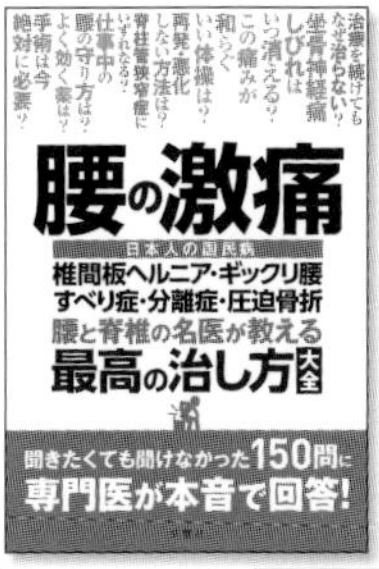

定価
1,738円(税込)
ISBN 978-4-86651-274-7

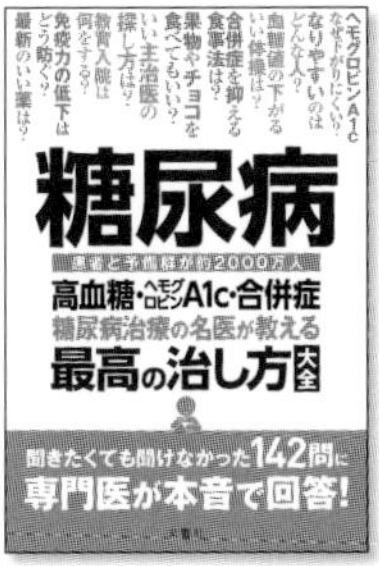

定価
1,738円(税込)
ISBN 978-4-86651-291-4

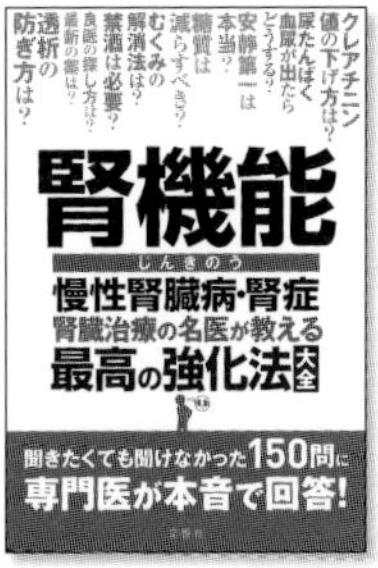

定価
1,738円(税込)
ISBN 978-4-86651-293-8

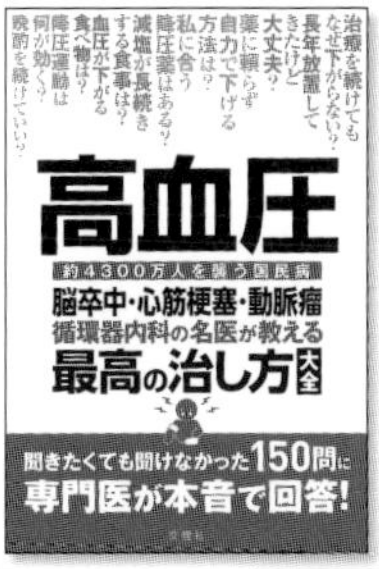

定価
1,738円(税込)
ISBN 978-4-86651-297-6

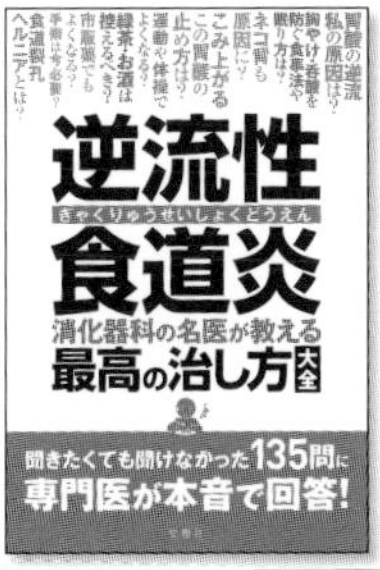

定価
1,738円(税込)
ISBN 978-4-86651-296-9

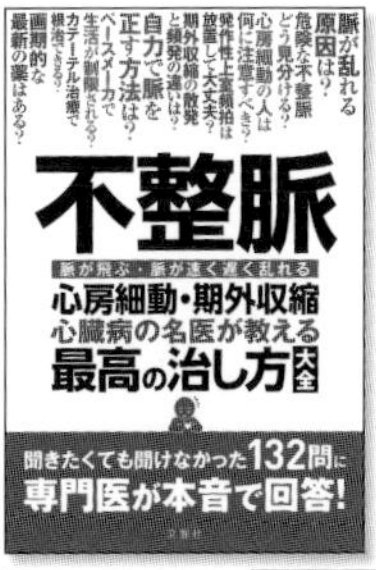

定価
1,738円(税込)
ISBN 978-4-86651-307-2

お求めはお近くの書店または
☎0120-966-081へ

ひざ痛　変形性膝関節症
自力でよくなる！
ひざの名医が教える
最新１分体操大全

2021年２月24日　第１刷発行
2024年９月12日　第23刷発行

編集人　小西伸幸
シリーズ企画　飯塚晃敏
編集　わかさ出版
編集協力　森岡知範（スタジオ AK）
装丁　下村成子
本文デザイン　マナ・コムレード
イラスト　デザイン春秋会
撮影　髙橋昌也（fort）
モデル　加田穂乃華
発行人　山本周嗣
発行所　株式会社文響社
〒105-0001　東京都港区虎ノ門２丁目２－５
共同通信会館９階
ホームページ　https://bunkyosha.com
お問い合わせ　info@bunkyosha.com
印刷・製本　中央精版印刷株式会社

ISBN 978-4-86651-340-9

本書は専門家の監修のもと安全性に配慮して編集していますが、本書の内容を実践して万が一体調が悪化する場合は、すぐに中止して医師にご相談ください。また、疾患の状態には個人差があり、本書の内容がすべての人に当てはまるわけではないことをご承知おきのうえご覧ください。